BELEZA SEM MISTÉRIO

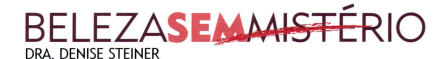

DRA. DENISE STEINER

M.Books do Brasil Editora Ltda.

Rua Jorge Americano, 61 - Alto da Lapa
05083-130 - São Paulo - SP - Telefones: (11) 3645-0409/(11) 3645-0410
Fax: (11) 3832-0335 - e-mail: vendas@mbooks.com.br
www.mbooks.com.br

Dados de Catalogação na Publicação

Steiner, Denise
Beleza sem mistério / Denise Steiner
2010 – São Paulo: M.Books do Brasil Editora Ltda.
1. Beleza 2. Saúde 3. Estética.

ISBN 978-85-7680-082-8

©2010 Drª Denise Steiner

Editor
Milton Mira de Assumpção Filho

Edição de texto
Katia Cardoso

Produção editorial
Lucimara Leal

Fotos
Getty Images, Images Plus e Isuzu Image

Ilustrações
Impulsa Design & Software

Capa
Criátomo

Projeto gráfico e diagramação
Crontec

Coordenação gráfica
Silas Camargo

2010
Proibida a reprodução total ou parcial.
Os infratores serão punidos na forma da lei.
Direitos exclusivos cedidos à M.Books do Brasil Editora Ltda.

Agradecimentos

Obrigada...

ao meu pai, Edison Reis Longhi, por despertar em mim o gosto pelo estudo, pela leitura e pelo prazer de aprender.

à minha mãe, Bertha Reis, por acreditar e estar sempre presente.

aos meus filhos, Tatiana, Marcelo e Gustavo, por serem solidários e perpetuarem os meus sonhos.

ao João, por me ofertar o presente mais precioso, o amor, que se tornou realidade.

à equipe da Clínica Denise Steiner pelo suporte indispensável para escrever este livro.

às amigas da Nívea, Maria Laura, Lígia e Fernanda, por tornarem possível esta obra.

a Katia, por ser incansável e fazer acontecer.

e ao professor Sebastião Sampaio, por me ensinar o amor à Dermatologia.

Sobre a autora

Denise Steiner, formada pela Faculdade de Medicina da Universidade de São Paulo, é doutora em dermatologia pela Universidade Estadual de Campinas (Unicamp) e possui especialização pela Sociedade Brasileira de Dermatologia. Entre seus principais títulos, destacam-se:

- Especialista em Saúde Pública pela Faculdade de Saúde Pública da Universidade de São Paulo.
- Residência de Dermatologia no Hospital das Clínicas da Universidade de São Paulo.
- Consultora da Agência Nacional de Vigilância Sanitária (Anvisa).
- Membro da Academia Americana de Dermatologia e da Sociedade Internacional de Dermatologia.
- Professora titular e chefe do serviço de Dermatologia da Universidade Mogi das Cruzes (SP).
- Conselheira da Sociedade Brasileira de Dermatologia.
- Presidente da Sociedade Brasileira para estudos do cabelo.
- Presidente do capítulo de Dermatologia Cosmética do Colégio Ibero-latino Americano.
- Especialista em hansenologia.

Sumário

Introdução
Beleza sem mistério, mesmo! 14

Capítulo 1
O que é a pele? 16
Interface com o mundo 17
Reflexo do nosso interior 18
Por dentro de suas estruturas 19
Uma pele, vários segredos 22
Inimigos muito poderosos 26
A ciência como aliada 28
Problemas que ninguém merece ter 30
Baixas temperaturas e os cuidados com a pele 31
Pele saudável e cigarro não combinam 32
Nutrição, o segredo da beleza 33
Regrinhas para viver bem 35
Guia tira-dúvidas – Pele 36

Capítulo 2
O rosto 42

Rosto, nossa identidade 43
Acne e o primeiro amor 43
Hormônios em profusão 44
Primária ou secundária: qual o seu tipo? 45
Adeus, acne! 47
Por que minha pele envelhece? 47
O tempo apresenta a conta 48
Quando o sol é o vilão 49
Manchas de todo tipo 50
Bem-me-quer 51
Perigo à espreita 52
Pintas, manchas e outras marcas 53
Aquela marquinha pode ser câncer? 54
Guia tira-dúvidas – O rosto 56

Capítulo 3
A pele do seu corpo 62

Espelho, espelho meu 63
Celulite, a grande vilã 65
Reduzir medidas para vencer a batalha 67
Marcas que eu não quero em mim 68
Nos seios, a feminilidade nossa de cada dia 69
De todas, as mais esquecidas 70
Pés, fetiche masculino 73
Guia tira-dúvidas – Corpo 75

Capítulo 4
Cabelos 82

A beleza começa por um fio 83
Antes do nascimento 84
Por dentro do cabelo 84
Quando o sol é demais 87
Explosão de cores 87
Alisar e encaracolar 88
E se eles caem? 89
Emoldurando olhares 90
Cílios, o detalhe das pálpebras 91
Outros pelinhos incômodos 92
Guia tira-dúvidas – Cabelos 94

Capítulo 5
Sua pele e os hormônios 100

Mulher de fases 101
O sonho da gravidez 102
Cuidados especiais 104
Cabelos e unhas: o que fazer? 105
Nem melhor nem pior, apenas diferente 106
Minha pele mudou. E agora? 108
Guia tira-dúvidas – Hormônios 110

Capítulo 6
A pele do homem 114

Pinturas de guerra e de paz 115
Diferenças fundamentais 116
É dos carecas que elas gostam mais? 116
Culpa dos hormônios 117
Ritos de passagem 118
O desafio dos fios 119
Quanto menos pelo, melhor 120
Hidratação e pequenos cuidados 121
Guia tira-dúvidas – Homem 123

Capítulo 7
Os principais tratamentos 126

De mãos dadas com a tecnologia 127
Cuidados que são parte da rotina 127
Tratamentos tópicos 129
Tratamentos eletivos 131
Peeling, a esfoliação que previne e trata a pele 131
Os *peelings* químicos 132
Preenchimentos corrigem rugas e sulcos 134
Toxina botulínica, o recurso para valorizar os traços 136
Luz pulsada e laser: atuação no alvo 138
Radiofrequência – o estimulante do colágeno 139
Tratamentos para o corpo 139
Acabe com a gordura localizada 139
É possível combater a celulite? 140

Bye, bye, estrias! 142
Pelos? Livre-se deles para sempre 142
Mãos revelam segredos. Use-as a seu favor 143
Homens também saem em busca da estética 144
Os problemas mais comuns 144
Acne e os cuidados passo a passo 145
Livre-se das olheiras 146
Guia tira-dúvidas – Tratamentos 147

Glossário 149

Introdução

Beleza sem mistério, mesmo!

A palavra mistério também significa segredo. E foi justamente a necessidade de desvendar alguns mitos que estão relacionados à beleza que me levou a escrever este livro. Com base na experiência clínica de mais de duas décadas, queria mostrar que ter uma pele bonita e saudável não é privilégio de poucas pessoas nem necessita de complexos tratamentos. Esses procedimentos não são mais segredos inalcançáveis, guardados a sete chaves, pois estão cada vez mais acessíveis a um número maior de pessoas.

Nas próximas páginas, vou revelar que os cuidados diários ajudam a enfrentar o tempo e até mesmo a fazer dele um aliado. Para isso, criei uma tabela bem prática de consulta que mostra o que você pode fazer em cada fase da vida para ficar em paz com o espelho (veja na página 128). Igualmente importante é saber que dá para se tratar sem muito sacrifício e alcançar resultados excepcionais.

Fomos criados para encarar as rugas como sinais indesejáveis da passagem do tempo. Mas é verdade que é possível evitá-las ou mesmo amenizá-las se começarmos os cuidados por volta dos 25 anos. Não é tão complicado como parece. Basta tornar esse ritual uma rotina diária de limpeza, hidratação e proteção. Uma pele bem cuidada envelhece de forma natural e gradativa, sem sofrer agressão de agentes externos como o sol – nosso grande inimigo! Nas próximas páginas, você vai conhecer desde tratamentos cosméticos a procedimentos mais complexos que são os maiores aliados da mulher e do homem modernos.

Ao todo, são sete capítulos escritos em linguagem de fácil entendimento e assimilação. O livro foi pensado para funcionar não apenas como um manual, mas como seu cúmplice no dia a dia. No fim de cada capítulo, há um guia tira-dúvidas com informações diretas. Com cor diferenciada, os guias são facilmente reconhecidos no livro. A ideia é que, sempre que tiver alguma dúvida, você os consulte para esclarecê-la. Só para ter uma prévia da quantidade de informações dispostas aqui, temos dicas que vão da necessidade de cuidar das mamas, cabelos e unhas (e, claro, como fazer isso) aos alimentos que ajudam a amenizar o inchaço na fase pré-menstrual.

Gostaria muito que este livro fosse seu companheiro diário. Faça dele mais do que um guia de bolso, torne-o realmente seu aliado – principalmente se você acredita que beleza não é um privilégio de seres geneticamente favorecidos pela natureza, mas de pessoas comuns que podem buscá-la para ficar bem consigo e, depois, com os outros.

Um abraço carinhoso e boa leitura,

Denise Steiner

capítulo 1

O que é a pele?

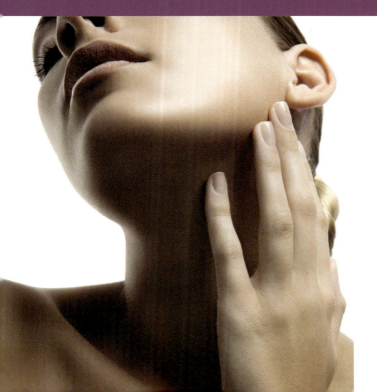

Interface com o mundo

A pele – maior órgão do corpo humano – é nosso cartão de visitas. E não poderia ser diferente, já que o rosto e as mãos são os primeiros a ser notados quando somos apresentados a alguém. É por isso que expressões como "questão de pele", "à flor da pele" e "toque de pele" foram incorporadas ao nosso dia a dia, principalmente como sinônimo de sensibilidade. O compositor Zeca Baleiro explorou muito bem essa emoção em uma de suas músicas ao dizer que, quando ficamos à flor da pele, um simples beijo nos faz chorar.

O órgão do abraço e do contato, cantado por Baleiro e descrito por tantos poetas ao longo dos séculos, tem a função de nos aproximar das pessoas. Por meio dele, estabelecemos relações com o mundo exterior e nos sentimos mais seguros. Estudos realizados mostram que os recém-nascidos mantidos próximos das mães se desenvolvem melhor. Pesquisas também revelam que crianças doentes têm recuperação mais rápida quando são acompanhadas e sentem o carinho dos pais. Até entre os animais percebemos a necessidade de aproximação. Bebês macacos, abandonados logo após o nascimento, morrem precocemente de tristeza pela ausência materna.

Graças à nossa pele, sabemos exatamente quando precisamos nos aproximar ou afastar de superfícies quentes ou frias para evitar queimaduras e dor. Ao segurarmos um copo de cristal, por exemplo, temos consciência da pressão exata a ser exercida pela mão. O que falar então das alterações estéticas que mexem não apenas com as sensações, mas também com a nossa identidade e com a imagem que queremos projetar?

Essa pergunta me faz recordar uma paciente que, certa vez, recebi em meu consultório. Ela tinha vitiligo – doença autoimune que causa manchas brancas pelo corpo. Na consulta, disse viver um pesadelo porque havia procurado um profissional que recomendou clarear a pele para igualá-la, em vez de escurecer as manchas. A paciente ficou chocada com essa proposta, pois não se reconhecia com a cor que o médico sugeria. Hoje, posso dizer com tranquilidade que ela tem uma vida absolutamente normal. É possível ver, então, que a cor e a aparência da pele têm estreita relação com nossa identidade.

Além do vitiligo, a psoríase (doença inflamatória que causa placas vermelhas e descamação na pele) também gera preconceito. Há alguns anos, atendi uma senhora que me contou um sonho recorrente: o de que seu marido apontava para seu rosto e dizia que sua pele estava horrível, com manchas e cascas.

Quando acordava, ela via as manchas, mas o marido a havia abandonado por outra mulher. Você pode imaginar o sofrimento dessa paciente? Além de desenvolver a psoríase, sentia-se rejeitada por provocar medo e até afastar os outros. É por isso que muitas pessoas, diante de uma doença de pele, preferem o isolamento.

Reflexo do nosso interior

A pele é tão importante que revela até mesmo o estado geral da nossa saúde. Se você é saudável, ela, quando bem cuidada, será lisa, brilhante e tonificada. Também pelas condições e aparência desse órgão podemos arriscar a idade de uma pessoa ou mesmo citar algumas características de sua personalidade.

Veja o caso, por exemplo, de quem depende da aparência para exercer sua atividade profissional – caso dos atores e apresentadores de televisão. Se a pele é saudável, eles aparentam menos idade. Mas se é fina, flácida e enrugada, eles passam a impressão de que estão mais cansados ou são mais velhos.

A relação das pessoas com a pele é tão importante que pode garantir mais sucesso e satisfação até no campo profissional.

Já recebi no consultório pacientes queixando-se que seus colegas de escritório não lhes davam a devida atenção porque tinham marcas de acne. Com tantas opções de tratamento disponíveis atualmente e que melhoram muito o aspecto do rosto, não há razão para carregar estigmas indesejados. A presença das populares espinhas parece impedir que as pessoas enxerguem a maturidade desses profissionais ou mesmo seu potencial de crescimento.

Além dos apelos sensoriais e estéticos, a pele tem outras funções importantes. Mantém, por exemplo, a temperatura do corpo por meio das glândulas sudoríparas e protege o organismo do sol com ajuda dos melanócitos (células que produzem a melanina – responsável pela cor da pele, olhos e cabelos). Na verdade, essa substância funciona como uma espécie de filtro solar natural, que absorve parte da radiação, e evita queimaduras e câncer. Por isso, quanto mais escura a cor da pele maior a resistência ao sol.

Nossa pele também protege o corpo da invasão de bactérias, fungos e outros alérgenos. Nesse caso, as células imunológicas detectam as substâncias estranhas em contato com o organismo e deflagram os mecanismos de defesa. Enquanto isso, as glândulas sebáceas produzem o sebo, uma espécie de barreira natural de gordura que age contra esses inimigos microscópicos.

Com esses exemplos, podemos perceber que a pele tem funções bastante variadas e interligadas. Por isso, pequenos cuidados diários ajudam a mantê-la bonita e saudável – como você verá nos próximos capítulos. Dessa forma, nossa autoestima melhora e, consequentemente, nos relacionamos de forma mais positiva com as pessoas e com o mundo ao nosso redor.

Por dentro de suas estruturas

Órgão vivo, a pele está em constante atividade. Ela é formada por três camadas bem unidas entre si (epiderme, derme e hipoderme) que, por sua vez, têm outras subdivisões e funções, como veremos na ilustração abaixo.

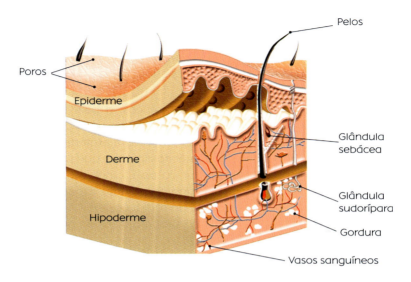

Epiderme, a camada exterior

É a camada que nos põe em contato com o meio ambiente. Funciona como uma espécie de capa protetora, sendo formada por camadas de queratinócitos (células responsáveis pela produção de queratina, proteína essencial para a sua proteção).

A epiderme possui várias subdivisões, sendo a mais profunda a camada germinativa ou basal. Nela são produzidas novas células e é lá também que estão os melanócitos. À medida que são formadas, as novas células empurram as mais velhas para a superfície.

Nesse processo, formam a camada mais externa, conhecida como córnea. Ela se desprega suave e continuamente, em um processo natural e saudável que recebe o nome de renovação celular. Essas células são protegidas por uma camada fina, formada pela gordura produzida pelas glândulas sebáceas e pelo suor (o manto hidrolipídico). Esse manto funciona como um hidratante natural, impedindo que a pele resseque e tenha fissuras.

Quando sofremos uma agressão violenta, como uma queimadura, muitas células morrem precocemente e são eliminadas na forma de escamas. Estamos sujeitos a esse efeito "descascado" quando ficamos muito tempo expostos ao sol. Já o calo, que aparece nos pés e dói muito, nada mais é do que a camada córnea engrossada pela pressão constante de sapatos apertados. Nas pessoas idosas, essa camada fica "mais preguiçosa" e a pele tende a se tornar mais seca e quebradiça.

Derme, a camada intermediária

É formada por fibras, vasos sanguíneos, terminações nervosas e outras estruturas, como o folículo pilo-sebáceo, as glândulas sudoríparas e as fibras de colágeno e elastina. O folículo piloso é o responsável pela produção do sebo e da haste do cabelo. O pelo, ligado ao folículo, tem função estética e protetora. Já as glândulas sebáceas, localizadas próximo ao folículo piloso, produzem o sebo que hidrata e também protege a pele. As glândulas sudoríparas se encarregam de eliminar o suor, que mantém a temperatura do corpo. A transpiração sai por um orifício chamado popularmente de poro.

Os nervos sensitivos dão a sensibilidade ao calor, ao frio, à dor, à pressão e até mesmo ao prazer. São eles que levam as informações da periferia do corpo para o sistema nervoso central (SNC). É por isso que, ao sermos tocados, temos uma resposta imediata em milésimos de segundo. Essa reação ocorre porque o contato gera um estímulo que percorre os nervos e as células nervosas, enviando uma mensagem ao cérebro.

Como todo organismo vivo, a pele também precisa de nutrição. Essa tarefa é executada pelos vasos sanguíneos, que transportam nutrientes pelo sangue e ajudam a manter sua temperatura, pois se dilatam e se contraem, dependendo da temperatura externa. A pele tem metros e metros de vasos sanguíneos. Quando estamos assustados, por exemplo, ficamos pálidos porque eles se contraem e mandam mais sangue para o coração. Outra parte importante da derme é a formada pelas fibras de colágeno e elastina, responsáveis por sua tonicidade e elasticidade. Essas estruturas são produzidas em grande quantidade, principalmente nos primeiros anos de vida, mas a velocidade de produção diminui com o passar dos anos. Com a idade, a pele vai ficando flexível como um elástico muito usado.

Hipoderme, a camada mais profunda

Localizada abaixo da derme, é a camada mais interna da pele. É formada por milhões de células gordurosas agrupadas, que são irrigadas por vasos sanguíneos maiores (calibrosos). Ela ajuda a manter a temperatura do corpo e funciona também como uma reserva energética – graças às células gordurosas. É por isso que sentimos mais frio quando estamos muito magros. A hipoderme cobre também os músculos que delineiam o corpo.

Uma pele, vários segredos

Poucas pessoas sabem afirmar com segurança qual o seu tipo de pele. Para quem não consegue, aqui vai um consolo: essa tarefa realmente não é das mais fáceis. Até mesmo porque ser mais oleosa é apenas um item de uma classificação extensa e complexa. Você sabia que, além da divisão padrão (seca, oleosa e normal), existem os tipos sensível, pouco sensível e pigmentada?

Para ajudá-la a chegar o mais perto possível da classificação mais indicada, usaremos a seguinte divisão: oleosa, normal, seca, mista; sensível e não sensível; fina e grossa; clara, intermediária e morena. Você vai perceber que existem infinitas combinações a partir desses tipos, mas elas funcionam como um bom guia para orientá-la nessa descoberta.

Quem é quem?

Normal	é considerada a ideal, pois apresenta espessura mediana, secreção equilibrada, cor tendendo para o róseo, tônus e elasticidade uniformes. Sua superfície é lisa e aveludada, com brilho normal e poros praticamente imperceptíveis. Crianças costumam ter esse tipo de pele.
Oleosa	com espessura maior, essa pele se caracteriza pela produção excessiva de óleo que lhe confere mais brilho e provoca a abertura dos óstios (poros), principalmente na zona central (testa, nariz e queixo). Em geral, é bem resistente, tolera melhor as agressões e envelhece mais lentamente. Também é mais suscetível à seborreia e à acne.
Seca	produz pouco sebo. Em geral, é opaca, sem brilho e desidratada. A falta de água da pele seca se intensifica pela falta de óleo, que tem a propriedade de evitar a sua evaporação. Sua espessura é bem fina, os óstios são diminuídos e, muitas vezes, ela descama. Pouco elástica, tem finas rugas e tendência ao envelhecimento precoce.
Mista	é um tipo de pele muito comum. A zona central (testa, nariz e queixo) tem características de pele oleosa e as laterais, de seca.
Sensível	sua principal característica é ficar vermelha com facilidade. Fina e seca parece estar sempre quente, ardendo e pinicando. Mudanças climáticas, ar condicionado e cosméticos a afetam muito.
Não sensível	tende a ter cor uniforme, pois se mantém mais estável frente às agressões do dia a dia. É menos propensa a irritações.
Fina	como o nome diz, é a que tem a epiderme e a derme com menor espessura. De tão fina, deixa ver os vasos e, às vezes, até os tendões. Tome como exemplo a mão dos idosos, cuja pele permite enxergar as veias. É a que se machuca com mais facilidade e cicatriza de forma mais lenta.
Grossa	é mais espessa e resiste melhor aos traumas, não deixando os vasos aparecerem. Tem menos rugas finas também, mas os sulcos são mais acentuados.

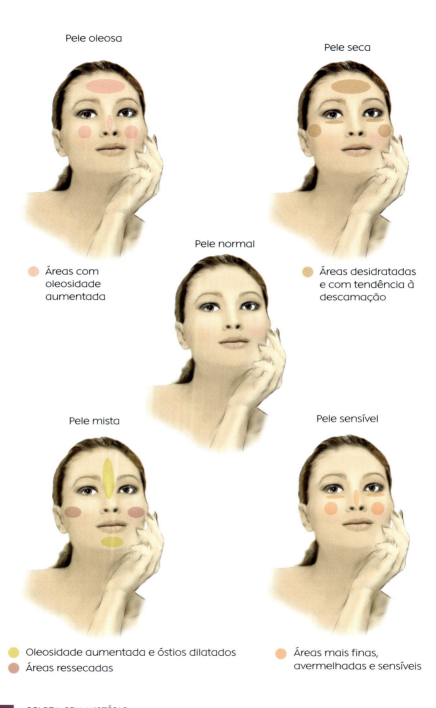

Variedade de tons

As peles também podem ser classificadas de acordo com sua tonalidade. Para dividi-las segundo esse padrão, me orientei pela tabela criada pelo médico Thomas B. Fitzpatrick[1], que as dividiu em seis categorias, tomando como base o modo como reagem ao sol. Veja:

- Tipo I – sempre queima, nunca bronzeia.
- Tipo II – queima facilmente, bronzeia muito pouco.
- Tipo III – queima moderadamente e bronzeia uniforme.
- Tipo IV – queima minimamente e sempre bronzeia.
- Tipo V – raramente queima e bronzeia bastante, em um tom marrom escuro.
- Tipo VI – nunca queima, sempre bronzeia.

Em nosso País, essa divisão nem sempre é seguida à risca porque fazemos parte de um povo miscigenado. Por esse motivo, podemos herdar olhos escuros, mas ter a pele bem clara. Um dos segredos para reconhecer o tipo de pele é o fato de a pessoa manchar mais. Por exemplo, se você for bem morena, não deveria manchar com facilidade. Caso isso aconteça, é bem provável que tenha genes de ascendentes mais claros. Em geral, podemos dividir os tipos de pele quanto à cor em:

Clara	sempre queima, nunca bronzeia. É mais manchada e envelhece mais, tendo propensão ao câncer.
Intermediária	a pele bronzeia com certa facilidade, mas também fica um pouco avermelhada. Pode apresentar manchas após os 40 anos.
Morena	sempre bronzeia, quase nunca queima. Pode manchar mais por trauma e gravidez. Há aí um paradoxo, pois a pele não mancha pelo sol, mas produz mais pigmento se sofrer atritos ou agressões externas.

---

[1] O médico americano Thomas B. Fitzpatrick, da Escola de Medicina de Harvard, criou uma classificação para os tipos de pele baseada na cor da cútis e na reação à exposição solar. Essa classificação é usada na programação de tratamentos com laser.

Minha pele muda com o tempo?

É uma das dúvidas mais comuns de quem frequenta o consultório dos dermatologistas. Sempre explico que a pele tem uma excelente capacidade de adaptação, mas a genética é preponderante. Por isso, ela será a mesma durante toda a vida. Também é verdade que o envelhecimento cutâneo favorece algumas mudanças. Com a idade, ela perde paulatinamente sua capacidade de defesa e se torna mais sensível. Por esse motivo, nos idosos a pele é mais manchada e fica mais propensa também ao câncer.

Com o passar dos anos, os vasos da superfície cutânea ficam mais frágeis. É justamente por isso que os idosos ficam vermelhos com mais facilidade. Uma dica que eu sempre dou aos pacientes é para que tentem reconhecer, entre os exemplos que demos aqui, o seu tipo de pele. Observe-a durante vários dias e em condições climáticas diversas. Somente assim você vai conhecer suas necessidades e escolher os melhores produtos para limpá-la, hidratá-la e deixá-la com aspecto jovem e saudável.

Inimigos muito poderosos

O sol, o frio e o ar condicionado, só para citar três exemplos, são agentes externos que podem fazer muito mal à sua pele. De todos eles, o sol é inclemente. O grande vilão do envelhecimento é responsável também pelo aparecimento de manchas, rugas, vasos dilatados e até flacidez. Essa constatação está calcada em centenas de estudos e em muitas evidências clínicas.

Com base nessas observações, os dermatologistas têm tentado, há anos, divulgar a importância do filtro solar e de uma atitude mais cuidadosa em relação ao sol. Quando essa nova cultura de proteção parecia ter sido incorporada pela população, começaram a surgir novamente reportagens que alegavam as vantagens do sol para a pele. Os argumentos destacavam a importância de ativar a vitamina D, que é essencial para prevenir problemas como o raquitismo e a osteoporose.

É importante esclarecer que a vitamina D pode ser ativada pelo sol, sim, mas também é possível ingeri-la por meio de suplementos. Alimentos ricos em cálcio e até comprimidos com essa vitamina já restabelecem seus níveis no corpo. O que a mídia pouco divulga é que apenas dez minutos diários de sol, sem filtro e nos horários recomendados (antes das 10h e após as 15h), são suficientes para recarregar o corpo com as doses diárias necessárias de vitamina D.

Sob o sol de verão

Embora em países tropicais como o Brasil um belo bronzeado seja sinônimo de saúde, bem-estar, bom humor e beleza, sobretudo nas regiões litorâneas, o hábito de se expor aos raios solares pode causar sérios danos à pele em razão do efeito cumulativo. Além do câncer, o sol está relacionado ao envelhecimento precoce, às queimaduras, à desidratação, às alergias e à baixa imunidade para algumas doenças, como, por exemplo, o herpes.

Para você entender como o sol atua sobre a pele, vale aqui um parêntese. Todos os dias somos expostos à radiação ultravioleta, proveniente dos raios UVA, UVB e UVC (respectivamente, ultravioleta A, ultravioleta B e ultravioleta C). Os raios UVC são barrados pela camada de ozônio. Já os raios UVA e UVB chegam à Terra normalmente: a radiação UVA desde o amanhecer até o anoitecer, enquanto os raios UVB ocorrem entre 11h e 15h. A radiação UVB tem grande importância na produção de vitamina D, mas se a pele for exposta ao sol sem proteção por um longo período pode ficar vermelha, manchada, irritada e, com o tempo, predisposta ao câncer.

Os raios UVA, que bronzeiam, também são os que causam os danos mais profundos, pois penetram nas camadas mais internas da pele. Ali, destroem as fibras de elastina e colágeno, aceleram o envelhecimento e, claro, aumentam as chances de desenvolver o câncer de pele. O principal problema desses raios é que eles agem de forma cumulativa e agridem as células em seu DNA (veja na ilustração a seguir).

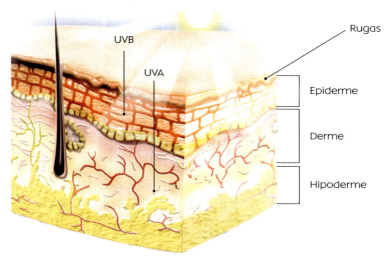

Assim, o paciente só sentirá os efeitos após anos de exposição sem proteção adequada. Outro alerta importante é que esses raios diminuem a quantidade de células Langerhans, responsáveis pela resistência imunológica. Mais fraca, a pele ficará sujeita a infecções por bactérias e fungos.

A ciência como aliada

Bons ventos vêm da área de prevenção. A ciência tem avançado cada vez mais, criando loções capazes de nos proteger dos efeitos nocivos do sol. Hoje, já existem cremes e géis com filtro solar – substâncias capazes de proteger da luz solar, mediando a ação dos raios menos nocivos para a pele. Outra boa nova é que existem produtos adequados a cada tipo de pele, idade e local do corpo no qual será aplicado.

Por exemplo: o filtro solar para peles oleosas e acneicas não contém óleo. E os produtos usados no rosto também são diferentes dos aplicados no corpo. Existem até hidratantes e cremes de tratamento que já vêm com filtros com fatores de proteção solar (FPS) específicos. Esses filtros nada mais são do que uma indicação do tempo que uma pessoa pode ficar exposta ao sol sem prejudicar sua pele.

Para entender melhor, veja o seguinte exemplo: se você se expõe ao sol sem proteção e demora dez minutos para ficar vermelha (que é o início da queimadura), ao usar um filtro fator 15 poderá ficar um período 15 vezes maior; ou seja, 150 minutos até que a vermelhidão comece. Isso não quer dizer que fica liberada a exposição ao sol sem interrupção por 15 horas seguidas e nos horários mais críticos (entre 11h e 15h).

Além dos filtros, existem os bloqueadores. Em geral, possuem FPS maior que 20. Além de filtrar os raios, eles também os refletem. Os bronzeadores, ao contrário, são confundidos com os filtros solares. É preciso prestar muita atenção, pois nem sempre esses produtos para escurecer a pele possuem FPS suficiente também para protegê-la.

Na hora de escolher o FPS ideal para a sua pele é importante verificar se o produto oferece proteção contra os raios UVA e UVB – essa observação deve estar no rótulo. Opte por marcas conhecidas e aprovadas pela Agência Nacional de Vigilância Sanitária (Anvisa). Observe se entre seus princípios ativos há antioxidantes, que ajudam a neutralizar a ação dos radicais livres.

O filtro de proteção solar deve ser passado todos os dias nas áreas que ficam expostas ao sol. Passe 30 minutos antes da exposição e em quantidade suficiente (de quatro a sete colheres das de sopa) para formar uma camada espessa e protetora. Lembre-se de que o produto penetra melhor na pele limpa. Não se esqueça de aplicar nas mãos, nos pés e nas orelhas. Reaplique 30 minutos após o início da exposição e, depois disso, a cada duas horas ou sempre que suar muito ou molhar-se.

Saiba escolher o FPS ideal

Há uma regrinha básica para saber o número do FPS mais adequado. Tome como base a classificação dos tipos de pele na página 25. Você verá que as que têm classificação I e II devem usar FPS 30, no mínimo. Já as do Tipo III, FPS 20; e as demais (IV, V e VI), FPS 15. Lembre-se de que não é necessário mudar sua rotina para se proteger do sol. Basta evitar os excessos e incluir um bom filtro no cuidado diário com a pele. Habitue-se a usá-lo mesmo nos dias nublados.

Problemas que ninguém merece ter

O verão – estação mais alegre e colorida do ano – é a época também em que aumentam os casos de manchas, micoses e queimaduras. Para evitar esses problemas que causam muito incômodo, basta proteger a pele com os seguintes cuidados:

Manchas	substâncias ácidas ou cítricas, a exemplo de sucos de limão e laranja, além de alguns tipos de bebida alcoólica, quando entram em contato com a pele na presença do sol tendem a manchá-la. Por isso, evite manusear esses produtos sob o sol. Se não puder evitar, lave muito bem as mãos e as áreas do corpo que tiveram contato com esses alimentos.
Micoses	existem vários tipos de micose. A mais comum é causada por fungos superficiais e aumenta muito no verão quando surgem pequenas manchas brancas com discreta descamação nas regiões do pescoço, nas costas e nos braços. Como esses locais tendem e ficar mais úmidos, são os preferidos dos fungos. Por isso, capriche na higiene e mantenha essas áreas do corpo bem secas.

Queimaduras	se você exagerou ao se expor ao sol e acabou queimando sua pele, precisa redobrar a atenção para não agredi-la ainda mais. O primeiro cuidado é evitar hidratantes à base de ácidos ou ureia. Lave bem a área com água corrente e a proteja do sol. Se quiser, use cremes com vaselina. Mas se surgirem bolhas procure um médico imediatamente.
Bicho geográfico	este tipo de bicho é facilmente encontrado nas areias contaminadas. Começa como um ponto vermelho em áreas que têm contato direto com a areia (pés, mãos, nádegas e pernas) e avança por dentro da pele formando um "caminho". O tratamento é feito com medicamentos contra parasitas. A forma mais prática de evitá-lo é usar chinelos ao caminhar na areia e deitar ou sentar apenas em toalhas e cadeiras de praia.

Baixas temperaturas e os cuidados com a pele

Embora pareça menos agressivo no inverno, o sol nessa estação também pode representar um inimigo e tanto. É que nessa época do ano o corpo sua menos para evitar a perda de calor. Como o calor é um grande estímulo para a produção de óleo, quando a temperatura diminui a glândula sebácea baixa sua produção. A consequência é a diminuição da água e do óleo da superfície da pele, fazendo-a desidratar. Um processo semelhante ocorre em ambientes secos e com ar condicionado, que estimula a perda de líquidos. O vento e as mudanças bruscas de temperatura também aumentam a perda de água.

No inverno também é comum as pessoas tomarem banhos mais quentes e mais demorados, o que resseca ainda mais a pele. Isso faz com que fique esbranquiçada, com escamas e, em casos mais graves, até fissuras. Não é raro surgirem também problemas como o eczema – um tipo de reação que causa vermelhidão, descamação e coceira.

O QUE É A PELE?

Pele saudável e cigarro não combinam

Outro inimigo da pele, que age silenciosamente, é o cigarro. Todos conhecem o mal que o fumo faz à saúde, pois o alerta está nas embalagens do produto há muito tempo. Mas poucas pessoas lembram que fumar é um dos principais agentes do envelhecimento, pois aumenta as rugas e a flacidez da pele.

Os pesquisadores já descobriram que a fumaça produzida por um cigarro contém muitos compostos, sendo que 3.800 já são conhecidos, mas ainda não está claro quais efetivamente provocam danos à pele. Sabe-se também que a fumaça interfere na produção e na qualidade do colágeno, assim como nas fibras elásticas.

O tabagismo atua diretamente na integridade da epiderme e indiretamente nos vasos sanguíneos da derme. Assim, reduz a hidratação natural e aumenta as rugas da região da boca, em razão do movimento realizado no ato de fumar. Esse hábito também atrapalha a cicatrização. Por isso, antes das cirurgias os médicos pedem aos pacientes para evitar o consumo de cigarros por, no mínimo, um mês. O prejuízo causado pelo fumo é proporcional à quantidade de cigarros consumidos ao longo da vida.

O hábito, difícil de ser abandonado, provoca ainda danos no pulmão e no coração, e facilita o surgimento do câncer do aparelho urinário. Tenho uma paciente que, aos 37 anos, já tentou várias vezes abandonar o cigarro. Bonita, comunicativa e vaidosa, sempre manteve o mesmo peso. Mas da última vez que tentou apagar essa ideia, engordou muito e logo retomou o hábito. Embora seja uma pessoa muito preocupada com a aparência, ela tem a pele amarelada e sem vida. Em resumo: aparenta até mais idade do que efetivamente tem!

Os fumantes passivos (aqueles que não fumam, mas respiram fumaça ao seu redor) também sentem os efeitos do vício. Nessas pessoas, são comuns problemas como asma, bronquite, alergia, irritação dos olhos e das mucosas. Como tem acontecido em outros países, o cerco está se fechando. O objetivo é evitar que os fumantes passivos sejam prejudicados, ou seja, que ingiram fumaça sem que possam fazer algo contra isso. Em São Paulo foi regulamentada, em maio de 2009, uma lei que proíbe o cigarro em lugares públicos cobertos, como restaurantes e espaços de lazer.

Nutrição, o segredo da beleza

Um ditado popular diz que você é o que come. E o que comemos se reflete na nossa pele. Uma dieta balanceada fornece os nutrientes necessários (vitaminas, sais minerais e fibras) para um corpo mais saudável e ainda mais bonito. Se você está com o peso ideal e não tem restrições, pode comer um pouco de tudo. A sabedoria está em controlar a frequência, a quantidade e a qualidade do que é consumido todos os dias.

Outra regra é respeitar fatores como a idade, o peso e a frequência com que exercemos uma atividade física para descobrir um cardápio variado, que deve conter itens de todos os grupos (cereais, hortaliças, frutas, leite e derivados, carnes e ovos, leguminosas, óleos e gorduras, açúcares e doces). Além de nutrir, esses alimentos possuem a capacidade de combater os radicais livres – substâncias produzidas durante o metabolismo das células e que deflagram várias doenças, como câncer, envelhecimento precoce, artrite e problemas cardíacos. O fumo, a bebida e o estresse são outros fatores que desencadeiam esse processo.

Entre as principais substâncias antioxidantes, regeneradoras e protetoras, que reduzem as lesões causadas pelos radicais livres no corpo, estão as vitaminas do complexo B, C e E e o betacaroteno. Veja como atuam e suas principais fontes:

Vitaminas do complexo B	não são antioxidantes, mas regulam a produção das glândulas sebáceas, contribuindo para uma pele menos oleosa. Os cereais e grãos integrais, pães, feijão, carnes magras, peixes, leite, ovos e banana são boas fontes desse nutriente.
Vitamina C	responsável pela manutenção de uma pele saudável, auxilia na cicatrização. Está presente no abacaxi, acerola, agrião, caju, goiaba, laranja, limão, morango, salsão, pimentão, tangerina e tomate.

Vitamina E	atua na membrana celular e tem a capacidade de reter a água, deixando a pele hidratada e macia. É facilmente encontrada nas nozes, óleos vegetais, pães integrais e soja.
Betacaroteno	converte-se em vitamina A. Restaura e constrói novos tecidos, ajudando no tratamento da acne. Também aumenta a tolerância ao sol. Pode ser encontrada facilmente nos vegetais alaranjados e de folhas de cor verde-escura, abóbora, agrião, batata-doce, brócolis, cenoura, couve, damasco e espinafre.

Também são importantes para manter a pele e o corpo saudáveis:

Oligoelementos	minerais como zinco, cobre, selênio, silício e magnésio são essenciais para a multiplicação celular, renovação do colágeno e da elastina, além da saúde dos cabelos e das unhas. São boas fontes desses nutrientes: farelo de trigo, ostras, fígado (zinco); grãos integrais, leguminosas e aves (cobre); cebola, carne, castanha do Pará (selênio); nozes e leguminosas (silício e magnésio).
Macronutrientes	proteínas, carboidratos e gorduras fazem parte desse grupo. Presentes nas carnes magras, soja, feijão e laticínios, as proteínas recuperam os tecidos e ajudam a manter a elasticidade da pele, pois participam da formação do colágeno. Já os carboidratos fornecem 50% das calorias da dieta por meio da ingestão de frutas, pães integrais, tubérculos, cereais integrais à base de aveia e trigo. As gorduras também fornecem energia e ajudam a absorver outros nutrientes. O consumo exagerado de carnes vermelhas, laticínios e embutidos aumentam seus níveis no sangue e podem ocasionar problemas cardíacos. Fontes "saudáveis" de gordura (a exemplo dos ácidos ômega 3 e 6) são encontradas no salmão, sardinha, azeite de oliva, nozes, óleos vegetais, linhaça, sementes, abacate e açaí.

Regrinhas para viver bem

Uma boa alimentação não vai fazer bem somente à sua pele, mas vai ajudar o seu corpo a funcionar melhor. Para isso, além de seguir uma dieta balanceada, é importante fazer cinco refeições diárias – sendo três principais (café da manhã, almoço e jantar) e dois lanches intermediários (preferencialmente com frutas e produtos integrais). O intervalo entre cada uma deve ser de, aproximadamente, três horas.

À noite, faça uma refeição mais leve e evite alimentos muito gordurosos. Nesse caso, lembre-se daquele ditado popular: "menos é mais". Outra regra importante é evitar o consumo de açúcar branco, moderar na ingestão de álcool e reduzir a quantidade de sal. Opte pelas ervas frescas ou desidratadas para realçar o sabor dos alimentos.

Guia tira-dúvidas

A pele – como maior órgão do corpo humano – reage aos estímulos e aos cuidados dispensados a ela. Dependendo da alimentação, do clima e da idade, suas características podem se alterar sim! Por exemplo: se na adolescência era normal, na fase adulta pode ficar seca.

O segredo para mantê-la saudável e bonita por muitos anos depende de um processo que se divide em limpeza, hidratação e proteção – sobretudo no rosto, como você vai ver no capítulo 2. A face – como a área do corpo mais exposta – precisa de doses extras de carinho e proteção.

Isso não quer dizer que o seu corpo mereça menos cuidados. Nas próximas páginas, várias dicas explicam tintim por tintim como cuidar dele em qualquer época do ano. Não deixe de consultar este guia sempre que tiver dúvidas. Com certeza, há uma solução para cada pequeno problema...

Primeiro passo: reconheça o seu tipo de pele

- **Normal** – em geral, tem óstios pouco dilatados (abertos) e aspecto saudável. Macia e viçosa não apresenta vestígios de acne ou outros problemas. A oleosidade e a hidratação são equilibradas.
- **Oleosa** – tem brilho e óstios dilatados. Apresenta muitos pontos pretos (cravos), principalmente no rosto, e tendência à acne.

- **Seca** – tem facilidade para adquirir marcas ou rugas de expressão. Seus poros são imperceptíveis, mas a textura tende a ser áspera. Pode repuxar e coçar com mais facilidade.
- **Mista** – de todos os tipos, é o mais comum. Tem características das peles seca e oleosa, poros abertos e pontos pretos principalmente na zona central (testa, nariz e queixo).
- **Sensível** – fica vermelha e coça com muita facilidade, reagindo ao clima, ao ar condicionado e aos cosméticos. É fina e, em geral, seca.
- **Não sensível** – sua cor tende a ser uniforme e dificilmente desenvolve reações a agentes externos. Também é mais resistente ao processo de envelhecimento.
- **Fina** – sua espessura é menor, deixando transparecer até vasos e outras estruturas. Fica vermelha e se machuca com facilidade.
- **Grossa** – ao contrário da fina, é mais espessa e resistente a pequenos traumas. Também apresenta rugas.

Segundo passo: aprenda a protegê-la do sol

- **Filtro solar** – conhecido também como protetor solar, é uma substância essencial que, aplicada sobre a pele, a protege da incidência dos raios ultravioleta. São de dois tipos: químicos (absorvem os raios) e físicos (refletem os raios). No mercado, há produtos que associam os dois para oferecer um fator de proteção solar mais alto (FPS) – que pode variar de 2 a 90 (nos itens comercializados no Brasil).
- **Como aplicar** – passe de quatro a sete colheres das de sopa de filtro solar na pele limpa 30 minutos antes de se expor ao sol. Aplique também nas mãos, nos pés e nas orelhas. Reaplique depois de 30 minutos e, após esse reforço, repita o procedimento a cada duas horas ou sempre que transpirar muito.

- **Exposição prolongada** – quem fica longos períodos sob o sol ou trabalha ao ar livre deve usar filtro e reaplicá-lo nas áreas expostas a cada quatro horas.
- **Horário ideal** – mesmo usando protetor, evite a exposição ao sol em excesso entre 11h e 15h. Nesse período, os raios atingem sua intensidade máxima e podem causar danos mais profundos à pele.
- **Acessórios** – se precisar ficar sob o sol nesse horário, use o filtro e ponha boné ou chapéu, óculos escuros de boa qualidade e camiseta. Mas saiba que estar na sombra não significa proteção completa, pois a luz se reflete na areia, água, mar, neve e até no concreto.
- **Proteção diária** – o protetor solar deve ser usado até nos dias nublados, pois mesmo assim há incidência de raios UVA e UVB sobre a pele.
- **Em qualquer idade** – dos seis meses de vida (antes disso, não se recomenda passar produtos na pele da criança nem expô-la ao sol) à faixa etária mais avançada é preciso, sim, usar filtro solar. Quanto antes começar a proteção, melhor. Mais da metade da radiação solar recebida na vida (algo em torno de 75%) ocorre nos primeiros 25 anos. Como os efeitos são cumulativos, os danos vão aparecer por volta dos 40 anos.
- **Evite usar** – cosméticos, perfumes, comer frutas ácidas e ingerir medicamentos antes de se expor ao sol, pois, dependendo da composição, podem manchar a pele.
- **Bronzeamento** – cuidado com as cabines e câmaras de bronzeamento artificial, pois os raios emitidos causam danos à pele mesmo sem deixá-la vermelha.
- **Autobronzeador** – na dúvida sobre a necessidade de se expor ao sol, opte pelos produtos disponíveis no mercado à base de hidroxiacetona – substância que interage com a queratina da pele e produz pigmento.
- **Xô, micose!** – no verão, é comum o aparecimento de problemas causados por fungos. Seque bem pés e dobras para

evitá-los. Não use roupas úmidas ou de outras pessoas, pois os fungos que atacam a pele têm contágio fácil e adoram umidade.

Terceiro passo: cuidados especiais no inverno

- **Ressecamento** – nos dias mais frios, a pele tende a ficar mais ressecada porque suamos menos – e uma das funções do suor é agir como um hidratante natural. Além disso, produzimos menos óleo. Daí a necessidade de compensá-la com hidratantes. Esses produtos funcionam de duas maneiras: impedindo que parte da água saia do corpo (contêm silicone ou derivados) ou mantendo a água dentro da pele (ácido hialurônico e ureia, entre outros).
- **Ar condicionado** – poluição, ambientes fechados e com ar condicionado ou aquecimento central também ressecam a pele. Por isso, a mantenha limpa e bem hidratada se tiver de permanecer longos períodos nesses locais.
- **Banhos quentes** – para diminuir a tendência ao ressecamento excessivo, é importante evitar banhos demorados e com a temperatura da água muito alta. A água quente retira a camada de gordura natural da pele, ressecando-a.
- **Buchas e esfoliantes** – o uso frequente desses produtos no inverno também retira a oleosidade natural, deixando a pele mais frágil e seca. Por isso, use-os somente quando precisar retirar as células mortas e estimular a renovação celular (o ideal é esfoliar uma vez por semana). Mas evite usá-los em peles sensíveis ou secas.
- **Sabonetes** – experimente usar no banho sabonetes com formulações mais neutras e que façam pouca espuma. Em geral, são menos agressivos do que os coloridos e, consequentemente, não retiram totalmente a camada de gordura que protege a pele.

- **Super-hidratantes** – logo após o banho e com a pele ainda molhada, aplique produtos à base de ureia, ácido glicólico, ceramidas, óleos naturais e vitaminas, que protegem a pele do envelhecimento. No inverno, é importante hidratá-la duas vezes por dia.
- **Época dos tratamentos** – o inverno é indicado para fazer procedimentos mais agressivos, como a cauterização química e o laser (veja alguns exemplos no último capítulo deste livro). Os especialistas também retiram verrugas, sinais e cistos, fazem preenchimentos e *peelings*. Como a radiação solar é menos intensa nessa fase do ano, você se expõe pouco e corre menor risco de desenvolver manchas ou outros problemas na pele sensibilizada.

Quarto passo: alimentos como aliados

- **Beba água** – não deixe de ingerir dois litros de água por dia, mesmo no inverno, pois assim você mantém o corpo hidratado de dentro para fora.
- **Função da água** – além de hidratar, a água é importante porque elimina impurezas, transporta oxigênio e outros nutrientes por meio da corrente sanguínea, mantém a temperatura do corpo e tem papel fundamental na manutenção do viço da pele.
- **Chá verde** – outra maneira de estimularmos o consumo de água é pela ingestão dos chás do tipo verde, branco ou preto. Além de hidratar, essas bebidas fornecem antioxidantes chamados catequinas – que podem proteger em relação aos danos causados à pele pela exposição solar. Substitua gradualmente o café diário por esses chás. Sabe-se também que a celulite, flacidez e gordura localizada podem ser melhoradas com a ingestão moderada desses itens.

- **Fuja da gordura, do sal e do excesso de açúcar** – o sal, por exemplo, tende a reter líquidos e aumentar possíveis inchaços. Sabe-se também que celulite, flacidez e gordura localizada podem ser melhoradas com a ingestão moderada desses itens.
- **Saúde no prato** – vitaminas e nutrientes ajudam a manter a pele bonita, jovem e saudável. Alimentos ricos em vitamina A e fibras deixam o cabelo e a pele mais saudáveis. Unhas bonitas estão relacionadas ao consumo regular de proteínas.

capítulo 2

O rosto

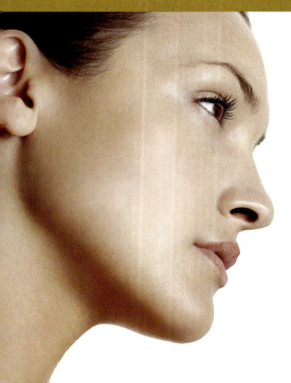

Rosto, nossa identidade

Nenhuma parte do corpo nos revela mais para o mundo do que o rosto. Ele nos identifica e está retratado em nossos documentos. Os músculos da face se movem sempre que alguém pronuncia nosso nome. É também para o rosto que olhamos pela manhã no espelho e é nele que os outros fixam o olhar ao falar conosco. Quando dizemos que uma pessoa é bonita, geralmente nos referimos à harmonia de seus traços.

Isso seria suficiente para indicar a importância dessa parte do corpo, mas o rosto possui ainda outra singularidade: a de expressar nossas emoções. Alegria e tristeza são sentimentos que se revelam na face porque é ali que se concentram os versáteis músculos mímicos (responsáveis por nossas expressões).

Por ser a parte do corpo mais exposta, ter uma pele bonita no rosto é uma das nossas maiores preocupações durante a vida. Acne, manchas, olheiras, envelhecimento ou qualquer problema que atinja essa região acaba perturbando nossas emoções, o que mexe com nossa identidade e, claro, com a autoestima.

Acne e o primeiro amor

Na infância, as alterações de pele só incomodam ao coçar ou arder. Mas quando chega a puberdade e a adolescência a coisa muda. Esse é o período da vida em que temos todos os sonhos do mundo, inclusive, o do primeiro amor. Queremos ser lindos, admirados e amados. Nada pode atrapalhar mais do que se olhar no espelho e ver um rosto que não nos agrada. É uma verdadeira tragédia. Se não gostamos do que vemos, quem vai gostar?

No consultório, esses sentimentos invariavelmente vêm à tona na conversa com o médico. Eu me recordo de uma paciente que ia sair com os amigos. Eles garantiram que um rapaz se declararia naquela noite. Mas ela confessou que, embora estivesse muito ansiosa para ir à festa, desistiu por conta de uma enorme, inchada e vermelha espinha no rosto!

Cravos, espinhas, nódulos, caroços e cicatrizes fazem parte do temido conjunto de lesões que caracterizam a acne. Essa doença pode atingir pessoas de todas as idades, embora seja mais comum na adolescência – quando criam também problemas de ordem emocional. Esse é um período da vida no qual a aparência é fundamental e um rosto cheio de marcas pode tornar o adolescente ainda mais arredio e com tendência ao isolamento.

Nem mesmo saber que há muita gente sofrendo com o mesmo problema serve de consolo em uma hora dessas. Atualmente, a acne atinge 18 milhões de pessoas entre 13 e 18 anos no Brasil, e afeta aproximadamente 80% dos jovens – sendo que 30% têm acne severa e necessitam de tratamento médico.

Hormônios em profusão

Uma das causas da acne é o funcionamento excessivo das glândulas sebáceas, que estão localizadas na camada intermediária da pele (derme) e ali se prendem aos folículos pilosos (onde nascem os pelos), formando os folículos pilo-sebáceos. Esses folículos nada mais são do que orifícios ou óstios também conhecidos como "poros".

Na infância, as glândulas sebáceas são pequenas e praticamente não produzem sebo. Por isso, a pele das crianças é linda e lisinha. Quando chega a puberdade, a produção dos hormônios sexuais masculinos e femininos aumenta, gerando uma quantidade muito maior de sebo – o que faz a pele ficar bem mais oleosa. O excesso de sebo se acumula e, em muitos casos, obstrui os óstios, impedindo a saída natural do sebo e das células mortas.

O cravo ou comedão, como também é conhecido, é a lesão inicial da acne. As espinhas surgem nos locais onde já ocorreu inflamação e houve aumento da quantidade de bactérias. Em função disso, as bactérias começam a crescer porque o meio favorece. À medida que esse processo se mantém, aparecem caroços ou cistos e a inflamação se espalha pela pele. As lesões mais profundas podem provocar cicatrizes muito difíceis de desaparecer.

A maior parte do nosso corpo não está totalmente livre da acne – que surge com frequência na face, peito e costas, locais em que há concentração de glândulas sebáceas. Embora todos tenham a capacidade de produzir sebo, não é isso que vai determinar se a pessoa terá ou não acne. A carga genética é que define isso. Por exemplo: se um dos pais teve muita acne, o filho tem grande chance de apresentar o mesmo problema. Mas se pai e mãe tiveram formas graves da doença, a chance do filho desenvolver o mesmo grau é quase de 100%.

Primária ou secundária: qual o seu tipo?

A acne que tem início na puberdade é chamada primária ou vulgar, sendo ligeiramente mais comum nas mulheres, independentemente da raça, embora apareça em menor intensidade nas orientais. Nos homens, em geral, a acne vulgar é mais grave. Dificilmente idosos e crianças desenvolvem a doença. A outra forma é a secundária, causada por fatores específicos, como hormônios, cosméticos, medicamentos ou sol. Esse tipo aparece também em adultos.

Existe ainda a que é conhecida como "acne da mulher adulta" por ser muito comum na população feminina com idade acima de 25 anos. Nessa faixa etária, 30% das mulheres apresentam essa afecção. São espinhas inflamadas e dolorosas, concentradas principalmente na região do queixo e do pescoço. Há uma piora considerável na fase pré-menstrual e, em geral, não melhora com os tratamentos convencionais.

Certa vez, uma paciente disse que durante sua adolescência teve uma ou outra espinha. Mas, aos 31 anos, elas apareceram no queixo e pescoço, levando mais tempo para sumir. Isso afetava sua autoestima, fazendo com que fosse motivo de piada entre os colegas – que a chamavam de adolescente.

O desafio de casos como o dessa paciente é que não existe ainda uma explicação definitiva para a "acne da mulher adulta". Entre as possibilidades estão o estresse, o uso de cosméticos gordurosos e, principalmente, alterações hormonais. Nesse último caso, o vilão é o aumento dos hormônios masculinos e isso pode ocorrer por diversos motivos, como uma alteração na glândula suprarrenal ou nos ovários.

Os hormônios masculinos (também conhecidos como androgênicos) estimulam a produção do sebo e provocam o mesmo processo que ocorre com a acne juvenil; ou seja, o entupimento do folículo e, como consequência, lesões inflamatórias e dolorosas. Um dos fatores mais associados à "acne da mulher adulta" é a síndrome do ovário policístico – alteração hormonal, ainda não totalmente esclarecida, que favorece a formação de pequenos cistos nos ovários.

Essa síndrome faz com que o ciclo menstrual fique irregular e pode causar, além da acne, ganho de peso, aumento de pelos, além de calvície e infertilidade. Muitas vezes, os sintomas não dão indícios da existência de ovário policístico. Assim, a mulher acaba descobrindo quando, por acaso, realiza um exame de ultrassom.

Como a "acne da mulher adulta" está relacionada a alterações hormonais, o tratamento usado para a acne vulgar não apresenta bom resultado. Os antibióticos e até mesmo a isotretinoína, medicamento derivado da vitamina A, melhoram o quadro, mas a acne volta com frequência e em pouco tempo. De acordo com o caso, são também indicadas pílulas anticoncepcionais e remédios com ação antiandrógena, como espironolactona e flutamida. O ideal é consultar um médico para diagnosticar o seu caso e prescrever o tratamento mais adequado.

Adeus, acne!

Já foi o tempo em que tratar a acne era um bicho de sete cabeças. Com a grande quantidade de substâncias ativas existentes, não se justifica deixar de cuidar de qualquer caso. É possível impedir, inclusive, que a doença evolua para cicatrizes. O primeiro passo é procurar um especialista.

Nessa seara, evite seguir palpites de vizinhos ou mesmo aplicar produtos caseiros nas lesões. Nem pense em espremer ou cutucar as espinhas – isso é meio caminho andado para a formação de cicatrizes muito feias. O importante é manter a pele limpa e hidratada. Para isso, recorra a um ritual diário de limpeza.

Procure lavar o rosto duas vezes por dia (pela manhã e à noite) com produtos específicos para peles acneicas. Uma ou duas vezes por semana, dependendo da necessidade, faça uma esfoliação leve para retirar cravos e outras impurezas, deixando-a limpa. Em seguida, use um tônico ou uma loção para equilibrar a oleosidade e controlar o brilho.

Outro cuidado é hidratar a pele. É um engano pensar que a pele oleosa não necessita de hidratantes porque já tem oleosidade demais. Na verdade, esse tipo de pele precisa de produtos específicos. Para finalizar, você pode lançar mão de loções e géis secativos para aplicar sobre as espinhas. Além dos cosméticos, existem tratamentos para acne que devem ser orientados por um médico – que, dependendo do caso, poderá prescrever desde antibióticos a isotretinoína.

Por que minha pele envelhece?

Carlos Drummond de Andrade costumava dizer que envelhecer é uma porcaria. Isso podia valer para a época em que o poeta viveu, entre 1902 e 1987. Afinal, nas últimas décadas o envelhecimento passou a ser visto com outros olhos até pela ciência e não apenas pelos que estão "envelhecendo" neste início do século XXI.

Envelhecer bem e feliz se transformou em um dos grandes desafios do homem moderno. E também para a sociedade que está aprendendo a conviver com senhores e senhoras que curtem rock e mantêm suas atividades físicas e profissionais em um ritmo que daria inveja às gerações anteriores. Esses comportamentos serão ainda mais comuns em um futuro próximo.

Hoje, recebo em meu consultório muitas pessoas da terceira idade. Várias delas têm bisnetos, mas fazem questão de permanecer saudáveis e bonitas. Certa vez, uma senhora de 78 anos me procurou para fazer rejuvenescimento facial porque achava que o seu rosto parecia "mais velho" que o corpo. Era verdade. Quem a visse de costas poderia dar-lhe 20 anos menos do que o rosto aparentava!

Envelhecer é um processo natural e contínuo, mas já sabemos que podemos vivenciar esse período de forma agradável e com mais qualidade de vida. No início do século passado, as pessoas viviam em média 60 anos. Hoje, cada vez mais, chega-se, com muita saúde, aos 80 ou 90 anos.

As próximas gerações serão mais privilegiadas, pois foram informadas que, logo após a adolescência, o corpo inicia discretamente o processo de envelhecimento. Os jovens sabem que os cuidados com a pele e com a alimentação devem começar cedo, caso queiram atingir a maturidade com mais saúde.

Afinal, estamos na era da prevenção e a medicina antienvelhecimento é uma das áreas que mais progresso obteve nos últimos anos. A área cosmética também tem avançado. Hoje, os produtos anti-idade amenizam rugas e fazem regredir as famosas marcas de expressão. Esses compostos atuam de forma mais lenta que o laser, mas costumam ser muito eficazes.

O tempo apresenta a conta

O envelhecimento nada mais é do que o desgaste de vários sistemas do organismo, que geram alterações no seu funcionamento. Muitas teorias tentam explicar a origem desse mecanismo, mas nenhuma delas conseguiu fazê-lo satisfatoriamente. A longevidade maior de certas raças e mesmo de determinadas famílias reforça a ideia da influência genética nesse processo.

Ficou comprovado mesmo apenas a importância dos radicais livres – que provocam reações químicas no organismo, causando a oxidação das células e o seu desgaste. Fatores externos também estimulam a produção dessas substâncias nocivas. São eles: a exposição excessiva aos raios solares e às radiações eletromagnéticas, o estresse, a poluição ambiental, as doenças e o fumo.

Na prática, a epiderme (camada superior da pele) começa a sofrer com a diminuição da velocidade da renovação celular, tornando-se mais fina. Os níveis hormonais entram em declínio e a pele dá sinais de ressecamento, além de ocorrer diminuição da formação de colágeno. Os vasos sanguíneos sofrem alterações na parede, tornando-se mais rígidos. Essa rigidez tem reflexos no processo de renovação celular.

A derme, que é a camada intermediária, perde a sua capacidade de reter água e manter o equilíbrio na produção das fibras de colágeno e elastina, responsáveis por sua sustentação. Com isso, fica menos elástica e mais flácida. Esses mecanismos naturais, associados a hábitos de expressão e agressões externas, principalmente dos raios solares, inibem a capacidade de reação da pele, formando as famosas rugas.

As rugas de expressão situam-se na fronte, contorno dos olhos e no sulco entre as maçãs do rosto e a boca (sulco nasogeniano). As provocadas pela flacidez são mais profundas, formam pregas e surgem quando a pele perde a tonicidade. As que são decorrência do sol em excesso surgem nas zonas mais expostas aos raios ultravioleta.

Quando o sol é o vilão

A pele é uma das primeiras áreas a revelar as evidências da exposição prolongada ao sol sem proteção adequada. Esse processo parece ser comandado pelo nosso relógio biológico (envelhecimento intrínseco) e acontece de qualquer forma, por causa das mudanças hormonais sexuais e da deficiência do sistema endócrino. O segundo tipo (extrínseco), mais intenso e evidente, é consequência dos danos causados pela radiação ultravioleta; ou seja, o fotoenvelhecimento – e, pelos meios disponíveis hoje, pode ser retardada.

Se não houvesse o dano dos raios ultravioleta, o envelhecimento da pele seria mais suave, lento e gradual, causando pequenos danos estéticos. O fotoenvelhecimento é mais agressivo à superfície da pele, sendo responsável por modificações como rugas, sulcos, espessamento, manchas e câncer, muito diferente, portanto, do processo cronológico.

Para comprovar isso, experimente analisar as áreas da pele mais expostas com as menos expostas ao sol. Fica evidente que os raios ultravioleta são vilões do envelhecimento extrínseco. A boa notícia é que atualmente já existem inúmeros métodos para combater ou eliminar sinais do envelhecimento – tanto o cronológico como o causado pelo sol. São empregados desde produtos anti-idade específicos, que descamam e estimulam a pele, a preenchedores, como a toxina botulínica, além de técnicas avançadas, como aplicação do laser. Para entender cada um desses tratamentos, veja o último capítulo deste livro.

Manchas de todo tipo

O efeito cumulativo do sol pode ocasionar, principalmente nas pessoas de pele clara, vários tipos de marcas. As mais comuns são as chamadas manchas senis (melanose solar). Em geral, elas surgem nas pessoas de idade mais avançada e apenas em regiões do corpo que foram expostas à radiação solar por longos anos.

Essa exposição prolongada e sem proteção faz com que surjam manchas escuras – com coloração que vai do castanho ao marrom. De tamanho pequeno, elas aparecem porque a incidência do sol sobre a pele faz aumentar o número de melanócitos (as células que dão cor à pele, cabelos e olhos) em determinadas regiões. Entre os tratamentos, o mais comum para combatê-las é a cauterização química (leia mais no último capítulo).

Outro problema desencadeado pelo sol é o melasma – mancha escura na face. Em geral, seu aparecimento está relacionado à gravidez (quando é conhecida como cloasma gravídico) ou ao uso de anticoncepcionais. No entanto, mais uma vez o sol é o grande vilão desse problema, pois deflagra todo o processo.

Mais comum entre as mulheres, o melasma acomete 10% dos homens. Não sabemos a causa dessas manchas, porém, acredita-se que fatores genéticos e características raciais estão envolvidos em seu aparecimento. Há três tipos: o mais superficial (epidérmico), o mais profundo (dérmico) e o misto. Quando é decorrência da gravidez, esse tipo de mancha tende a desaparecer espontaneamente após a gestação.

Bem-me-quer

Hábitos simples, que podem ser incorporados à sua rotina, têm o poder de transformar a pele, dando-lhe viço, saúde e beleza. O kit de cuidados básicos inclui: higiene, hidratação, proteção e alimentação. Como sabemos, uma pele bem cuidada é sinônimo de saúde e bem-estar.

Todas as mulheres devem seguir esse ritual, sempre observando as características de sua pele para escolher os produtos mais adequados. A regra básica é: peles oleosas e mistas ficam melhores com produtos na forma de gel e sem óleo ou não comedogênico. Já as normais e secas podem ser tratadas com cremes e loções.

Quanto mais cedo você começar a se preocupar com sua pele, melhor. Hoje, já existem cremes anti-idade para serem aplicados a partir dos 20 anos. Essas formulações possuem compostos, como, por exemplo, a vitamina C, que combatem os radicais livres e têm efeito clareador – necessidade diferente, por exemplo, da mulher de 40 anos, cujos cremes precisam ser mais concentrados para combater rugas e manchas (mais comuns nessa faixa etária), além de promoverem a chamada plástica sem bisturi ou efeito antiflacidez ou *lifting* (de levantar a pele).

Perigo à espreita

Por ser mais exposto ao sol e às agressões diárias, o rosto é mais sensível e está sujeito ao aparecimento de sinais e manchas que podem evoluir para doenças. Infelizmente, problemas como o câncer podem se desenvolver em qualquer parte do corpo, mas em nenhuma outra área ele é tão visível e causa mais transtornos do que na face.

Existem vários tipos de câncer que se desenvolvem na pele. Alguns, logo chamam a nossa atenção; outros, porém, demoram anos para ser percebidos. Assim, quando procuramos o médico já estão em estado avançado, o que significa, além de uma séria ameaça à saúde, um problema estético que mexe com nossa autoestima.

Atualmente, não há mais razão para alguém deixar que um tumor de pele chegue a esse ponto. Não faltam campanhas esclarecedoras, que alertam para o seu risco e chamam a atenção para medidas preventivas. Todos sabem que, quando descoberto em estágio inicial, o câncer de pele pode ser tratado e curado. Por isso, é fundamental levar a sério a rotina de observar qualquer alteração que surja na pele e procurar um dermatologista.

O principal problema na prevenção do câncer de pele é que a maioria das pessoas não dá importância aos sinais iniciais. Em geral, começa como uma discreta pinta ou mancha que não existia, mas que, de repente, se instala e permanece ali por anos a fio. É verdade que, ao longo da vida, nossa pele está sujeita a ganhar novas marcas e modificar as existentes por causa de diversos fatores, como a exposição ao sol, idade, ferimentos e produtos químicos, entre outros. Infelizmente, algumas podem ser pré-cancerosas. Portanto, como regra geral, qualquer novo sinal na pele que persista por alguns dias ou uma mudança em uma pinta ou mancha devem ser encarados como aviso de que está na hora de voltar ao médico.

As pintas que aparecem ao longo do tempo são as que mais preocupam porque a pessoa se acostuma com sua presença e raramente se dá ao trabalho de tocá-las, principalmente as que estão localizadas em áreas como o couro cabeludo e atrás da nuca e das orelhas, por exemplo. A observação constante do corpo e da pele pode ser a diferença entre um tratamento mais rápido e mais eficiente ou não.

Pintas, manchas e outras marcas

As pintas (ou nevos) já foram consideradas símbolo de sensualidade. Quem tem mais de 30 anos já ouviu falar dos mitos sexuais Marilyn Monroe e Cindy Crawford, por exemplo. Tanto a atriz da década de 1950 quanto a modelo americana dos anos 1980 possuíam pintas que as tornaram famosas por ser um traço de sua beleza.

Antigamente, o planeta era mais saudável e menos suscetível aos raios ultravioletas do sol, que não atingiam as partes mais profundas da pele, como acontece hoje. Mesmo com o uso frequente de filtro solar, o número de casos da doença ainda é muito alto. Uma das explicações é que a camada de ozônio está afinando progressivamente, o que permite a passagem de radiações extremamente agressivas. E as pintas seriam afetadas por isso.

As pintas com cor, formato, tamanho e assimetria são as mais perigosas. Sejam preexistentes ou surgidas repentinamente na pele sadia, elas podem se transformar no mais grave tumor maligno: o melanoma – que se desenvolve a partir dos melanócitos, células que também têm a função proteger a pele dos raios ultravioletas.

O problema é que essas células, por motivo desconhecido, começam a se multiplicar desordenadamente formando um câncer que pode invadir a circulação sanguínea ou linfática e atingir outras partes do corpo – a exemplo do fígado, pulmão ou outro órgão, dando origem à metástase.

Uma vez, atendi a um paciente jovem e inteligente, que era um empreendedor de sucesso. Ele chegou ao consultório para mostrar uma pinta que teve o tamanho alterado. Ao examiná-lo, percebi que era um melanoma – tipo de câncer de pele bem agressivo, que crescia rapidamente. Depois do susto inicial com a notícia, demos início ao tratamento. Logo, ele foi operado e, felizmente, não havia comprometido os gânglios. A experiência serviu de alerta e de lição. Antes, ele era o típico executivo estressado, que só pensava nos negócios. Hoje, diminuiu o ritmo e dá muito mais valor à vida.

Aquela marquinha pode ser câncer?

Nem sempre uma tímida pinta na pele se transformará em um melanoma, mas é melhor diagnosticar o problema antes da sua multiplicação. Esse câncer de pele tem relação com o sol, mas a predisposição genética; ou seja, antecedentes na família, também é um fator de risco importante. O meio mais fácil de reconhecer os sintomas é identificar as pintas mais propensas a sofrer transformações. Se um ou mais itens desses forem detectados, é melhor procurar um médico. Para isso, existe uma regra fácil de decorar, pois envolve as quatro primeiras letras do alfabeto: a, b, c, d. Orientando-se por elas, você vai saber que existe algo errado. Veja:

- A (assimetria) – imagine uma divisão no meio da pinta e veja se os dois lados são diferentes.
- B (borda) – veja se a borda é irregular, serrilhada ou não uniforme.
- C (cor) – verifique se há várias cores misturadas, como preto, azul, marrom e cinza.
- D (dimensão) – avalie se a pinta tem mais de 6 mm de diâmetro.

Esses são os alertas mais comuns. No entanto, se você também perceber que as pintas estão avermelhadas, inflamadas, sangram, coçam ou mudam de cor repentinamente, procure seu médico para uma consulta. Nesses casos, é melhor pecar pelo excesso do que pela omissão. O tratamento seguro e eficaz para as pintas é a retirada cirúrgica, seguida de biópsia (se necessário) para avaliação das margens, se houver remoção completa. Depois, é bom fazer o controle médico semestral ou anual, dependendo do tipo e da profundidade da lesão.

Outros tipos de câncer

Existem outros tipos de câncer de pele, sendo os mais comuns os carcinomas basocelular e espinocelular. O primeiro tipo se manifesta como um tumor perolado ou pequena ferida que não cicatriza. O segundo é uma lesão mais dura, que se desenvolve com rapidez e pode apresentar ulceração. Em geral, esse tipo é mais frequente na região dos lábios. Sabe-se que o fumo é um dos fatores de risco.

Ambos têm relação direta com o sol. Por isso, são mais frequentes em pessoas de pele e olhos claros. O tratamento pode ser feito de várias formas, desde a retirada cirúrgica até o uso de nitrogênio. Vale lembrar que o câncer de pele pode ser curado quando é diagnosticado precocemente. Caso contrário, o tratamento é mais complexo, as cirurgias, mais complicadas e a cura torna-se mais difícil.

Guia tira-dúvidas

Já vimos que nenhuma parte do corpo está mais exposta aos fatores externos e ao olhar das outras pessoas como o nosso rosto. É por isso que qualquer problema – do estresse à má alimentação – tem efeito imediato na face. Quem dorme pouco ou tem sono intranquilo, em geral, apresenta a pele sem brilho e com muitas olheiras. Além da insônia, estresse, álcool e fumo também contribuem para a perda do viço. O primeiro passo para ficar de bem com o espelho é manter uma alimentação balanceada, sem deixar de caprichar na limpeza, hidratação e proteção, como veremos aqui.

- Ritual diário – limpar a pele é essencial para retirar as células mortas e os resíduos de poluição, suor e até de maquiagem. Assim, você estimula a renovação celular. O ideal é realizar esse procedimento duas vezes ao dia: na parte da manhã, preparando-a para receber o hidratante com protetor solar e a maquiagem (já existem no mercado opções com hidratantes e filtros), e à noite, quando podem ser aplicados produtos anti-idade que têm função hidratante também.

- Limpeza de pele – mesmo mantendo a higiene diária, sobram resíduos de gordura, suor e produtos como hidratantes, filtro solar e maquiagem no rosto. Por isso, é importante fazer uma limpeza profunda com profissionais especializados, a cada dois meses, em média. Esse intervalo deve ser menor em quem tem pele com poros abertos e oleosidade excessiva.

Nos casos de peles com acne, o esteticista deve ter cuidado e habilidade redobrados ao retirar os cravos.

- **Esfoliação** – não exagere na limpeza ou você corre o risco de desequilibrar a camada natural de gordura, fazendo com que a pele produza ainda mais óleo. O ideal é esfoliá-la uma vez por semana. Em peles com acne, pode-se fazer até duas vezes.

- **Produtos adequados** – devem ter pH neutro e serem apropriados para o seu tipo de pele. Normais ou secas podem receber cremes ou loções. As normais, inclusive, contam também com géis de limpeza. Quem tem pele oleosa ou mista deve investir em produtos oil-free (sem óleo), na forma de sabonetes líquidos, emulsões ou géis para que não aumentem a oleosidade natural. O importante é que não contenham álcool – que até pode limpar melhor a pele, mas a irrita e tem efeito rebote, ou seja, estimula a produção de oleosidade (sebo).

- **Como usar?** – espalhe o creme nutritivo sempre de baixo para cima na pele, com movimentos circulares suaves. Passe no rosto, pescoço, colo e nas mãos. Escolha o produto conforme a idade, o tipo de pele e o local do corpo em que será aplicado.

- **Massagens** – se a ideia é massagear a pele, faça o movimento de baixo para cima na área da testa; do centro para fora, nas áreas da maçã do rosto e dos olhos; e de baixo para cima, no queixo e pescoço.

- **Mesma linha** – o mais adequado é usar produtos de uma mesma linha para limpar, hidratar e proteger a pele. Eles têm os mesmos ingredientes básicos, perfume e conservantes, além de serem desenvolvidos para tratar determinado tipo de pele em idades específicas.

- **Lenços de limpeza** – a função é limpar, revitalizar, tonificar e hidratar. Indicados para todos os tipos de pele removem as impurezas, deixando-a hidratada e fresca. Podem ser carregados na bolsa e são muito eficazes para usar em dias de calor intenso e a qualquer hora.

- **Tônicos** – são recomendados para finalizar a limpeza, mas não são substitutos dela. Servem para fechar os óstios, preparando a pele para a hidratação. Além disso, proporcionam uma agradável sensação de frescor.

- **Hidratantes** – em geral, a pele do rosto é mais oleosa que a do corpo. Por isso, não é aconselhável usar hidratantes corporais nela. Ao aplicá-los, você corre o risco de deixá-la com aspecto mais engordurado e até obstruir os poros – favorecendo o aparecimento de cravos e espinhas.

- **Proteção** – como o rosto também está mais exposto ao sol e à poluição, precisa de hidratantes que já possuam filtro de proteção solar. Na hora de escolher o mais indicado, a regra básica é a seguinte: peles normais ou mistas aceitam bem loções e leites hidratantes. Já as oleosas podem usar hidratantes sob a forma de gel, gel-creme e loções sem óleo ou não comedogênico. As secas precisam de cremes hidratantes mais espessos.

- **Faça sol ou chuva** – mesmo nos dias nublados, o filtro solar deve ser usado no rosto para prevenir o envelhecimento ou mesmo o câncer. Já existem no mercado produtos apropriados para os vários tipos de pele, assim como há cosméticos hidratantes, anti-idade e até mesmo maquiagem com FPS 15. Se necessitar de proteção maior, opte pelos filtros com fator acima de 15 e aplique algum tempo depois do cosmético.

- **Os lábios e o frio** – nos dias mais frios, a pele dos lábios tende a ficar esbranquiçada, sensível e, em alguns casos, repleta de escamas. Para essa região, existem hidratantes à base de vitaminas antioxidantes e outras substâncias emolientes.

- **A partir dos 20 anos** – os cuidados com a pele devem começar cada vez mais cedo. O melhor é adotar um bom programa de limpeza, hidratação e proteção a partir dos 20 anos. Existem produtos apropriados – alguns até com função anti-idade – para peles jovens. Antes dos 20 anos, a atenção se volta para os produtos anti-acne.

- **Anti-idade** – cremes específicos para o rosto podem, sim, ser aplicados também no dorso da mão – pois a pele dessa região é tão fina e delicada quanto a da face. Quanto antes você fizer isso, melhor.

- **Rugas e marcas de expressão** – surgem ao redor dos olhos, nos cantos da boca e meio da testa à medida que contraímos a musculatura da face. Fatores genéticos determinam quando e em que quantidade essas marcas surgem. Há opções de produtos no mercado que combatem marcas e rugas. E o combate é diário.

Cuidado com os olhos

- **Pálpebras** – a pele ao redor dos olhos – uma das áreas mais sensíveis do rosto – merece atenção especial. Geralmente mais fina, não possui glândulas sebáceas e, portanto, resseca mais. Também é uma região mais propensa a doenças como dermatites. Os produtos de limpeza devem ser suaves, não causar alergia e ainda ser capazes de retirar pigmentos da maquiagem. Para remover a maquiagem mais pesada há demaquilantes especialmente formulados e também hidratantes apropriados para essa parte do rosto tão delicada.

- **Olheiras** – Já existem produtos específicos para combater as olheiras e as bolsas que normalmente surgem sob as pálpebras. Aliás, as olheiras ficam mais escuras por causa do excesso de vasos que se dilatam em situações de estresse. Com o envelhecimento, a região fica mais flácida – sinal que pode ser tratado com laser e radiofrequência (veja detalhes no capítulo sobre tratamentos).

- **Clareamento** – os cremes agem clareando essa região e, de quebra, hidratam a pele. Compressas de chá de camomila gelado funcionam em casos de olheiras causadas por vasodilatação, pois contraem esses vasos e aliviam o tom arroxeado. Para disfarçá-las, só mesmo lançando mão de corretivos. Há opções com óleo de amêndoa, macadâmia e calêndula.

E quando há acne?

- **Espremer** – pele acneica também merece cuidados especiais, principalmente resistir à tentação de espremer cravos e espinhas. Isso só favorece a inflamação e a formação de cistos, caroços e, claro, marcas.
- **Sol** – evite a exposição exagerada aos raios solares. Pouco sol tem efeito secativo sobre as espinhas, melhorando ligeiramente a acne. Mas em excesso piora o problema, pois a pele queimada fica mais grossa, o que facilita o entupimento dos poros (óstios). Ao escolher os protetores, dê preferência aos do tipo sem óleo para evitar a piora da inflamação.
- **Maquiagem** – a pele com acne pode usar maquiagem leve, desde que não seja oleosa – pois essa oleosidade pode agravar o problema. Use produtos não comedogênicos.
- **Chocolate** – ele não é o grande vilão da acne, como se pensa, mas deve ser consumido com moderação, assim como o açúcar industrializado, o leite e o queijo. Os três últimos estão mais diretamente relacionados à piora da acne. Portanto, cuidado ao incluí-los na dieta.
- **Atenção especial** – pele com acne requer orientação médica, mas, em geral, as recomendações – além do uso de medicamentos – são:
    1. Lavar o rosto no mínimo duas vezes ao dia com sabonetes específicos ou limpar com loções e géis não gordurosos.
    2. Usar cremes, indicados pelo médico, à base dos ácidos retinoico, glicólico, salicílico e adapaleno.
    3. Fazer uso de antibióticos sistêmicos: tetraciclina, azitromicina, entre outros, sempre com prescrição médica.
- **Marcas** – é melhor não deixar a pele chegar ao ponto de ter marcas e cicatrizes de acne. Se apesar dos cuidados isso acontecer, procure um médico para removê-las com *peelings* e laser.

Fique de olho

- **Câncer** – diferentemente dos tumores malignos em órgãos internos, o de pele pode ser visualizado – o que torna mais fácil o seu reconhecimento e a sua prevenção. Portanto, atenção a qualquer mancha ou sinal que esteja alterado.
- **Difícil cicatrização** – observe se há pequenos tumores ou úlceras avermelhadas, que não cicatrizam e aparecem nas áreas da pele mais expostas ao sol. Se surgirem, procure seu médico.
- **Pequenas feridas** – não deixe de consultar o médico caso veja feridas pequenas e avermelhadas que desprendem escamas ou sangram com facilidade. Ou ainda se perceber o endurecimento da pele ou áreas esbranquiçadas nos lábios – que não sejam decorrentes da falta de hidratação.
- **Manchas diferentes** – muitas vezes, surgem tumores avermelhados que são brilhantes e possuem pequenos vasos visíveis na superfície da pele ou ainda pintas pretas irregulares e com cores variadas. Nesses dois casos, procure imediatamente seu médico. Somente esse profissional pode fazer uma avaliação mais precisa de cada caso.
- **Cigarro e álcool** – além de todos os cuidados, deve-se evitar o uso desses dois produtos. O cigarro acelera o envelhecimento precoce da pele, pois possui substâncias que destroem as fibras de colágeno – responsável pela sustentação da cútis. Além disso, o fumo compromete os vasos sanguíneos, acarretando problemas de irrigação da pele. Por isso, quem fuma muito há bastante tempo tem a pele com aspecto mais pálido. Já o álcool causa desidratação, além de retirar do organismo nutrientes essenciais para a saúde.

3
capítulo

A pele do seu corpo

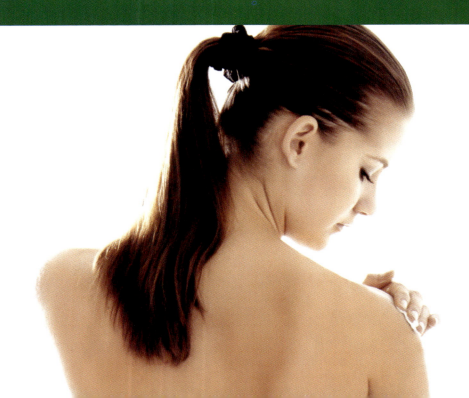

Espelho, espelho meu

Em um país tropical como o nosso, é praticamente impossível não se expor. Roupas curtas, justas ou decotadas entram em cena sempre que a temperatura sobe. Nesses momentos, aumenta também a cobrança por um corpo malhado e por uma pele bonita. Ficar bem é uma preocupação tão grande que já rendeu ao Brasil o primeiro lugar em uma pesquisa internacional realizada há dois anos. Tal estudo revelou que, na lista dos cuidados com beleza, o cabelo e a pele foram os mais mencionados pelos brasileiros.

Na mesma proporção em que estamos muito preocupados com a estética, também ficamos apreensivos com um dos mais sérios desafios da atualidade: a obesidade. Hoje, esse é um problema de saúde pública – resultado da combinação de hábitos alimentares ruins com a falta de atividade física. A continuar nessa progressão, as próximas gerações vão ter de arcar com um custo social alto e conviver com muitas doenças decorrentes do aumento de peso, como diabetes e hipertensão – só para citar duas.

Além de causar transformações físicas, a obesidade afeta a autoestima, principalmente em uma sociedade que valoriza a beleza esquálida. Esse padrão é ditado pela moda, que passa a mensagem de que as roupas mais interessantes vestem melhor apenas os magros. Por isso, é difícil encontrar por aí quem esteja totalmente satisfeito com o seu peso.

Aliás, a melhor maneira de saber com certeza se você está com o peso ideal é calcular o índice de massa corporal (IMC), que representa a relação entre peso e altura. Definido em quilos, o peso é divido pela altura elevada ao quadrado. Exemplo: qual é o IMC de uma mulher com 1,60 de altura e 60 kg? O cálculo a ser feito é 60/1,60 x 1,60 ou 60/2,56, chegando ao resultado de 23,4. Logo, o IMC dela é normal, segundo a tabela abaixo. Isso significa que a mulher pode ser considerada magra e está com o peso dentro dos padrões aceitáveis para a sua altura.

IMC (kg/m^2)	Classificação
< 18,5	Baixo peso
18,5 a 24,9	Normal
25,0 a 29,9	Pré-obeso
30,0 a 34,9	Obesidade grau I
35,0 a 39,9	Obesidade grau II
> 40,0	Obesidade grau III

Tabela de classificação pelo IMC – a primeira classificação desse tipo data do século XIX e foi elaborada por Adolphe Quetelet, que criou o índice de Quetelet – que mede a obesidade ao dividir o peso da pessoa em quilos pelo quadrado de sua altura.

Além dos problemas de saúde que os quilinhos extras podem trazer, existem também os psicológicos – ligados, principalmente, à autoestima. Os quilos a mais quase sempre vêm acompanhados por gordura localizada, celulite e estrias. As causas do ganho de peso incluem, além de hábitos alimentares e comportamentais, fatores genéticos – responsáveis principalmente pelo padrão de distribuição da gordura no corpo.

Por exemplo: o acúmulo na região abdominal, o mais perigoso para a saúde, é em grande parte determinado geneticamente e acomete mais os homens e as mulheres após a menopausa. A ciência já atestou que existem diferentes mecanismos no tecido adiposo que determinam a facilidade que acumulamos gordura nessas áreas do corpo – a mais difícil de eliminar por meio de dietas.

Outro aspecto que precisa ser considerado quando se fala em ganho de peso é o lado emocional. Muitas pessoas passam a comer mais ou a ingerir mais doces quando estão estressadas. Assim, acabam engordando. Mas há outro fator a ser considerado. Nosso organismo responde de forma diferente a várias situações, podendo alterar a produção de alguns neurotransmissores cerebrais que influenciam no balanço energético e na atividade dos adipócitos (células de gordura). Por isso, há quem engorde ao passar por situações de tensão mesmo sem mudar a dieta.

O tratamento mais indicado para combater a obesidade é a associação entre dieta e exercícios físicos. Há casos em que podem ser prescritos medicamentos que inibem o apetite ou que dão a sensação da saciedade, facilitando muito o cumprimento dos regimes de baixas calorias (hipocalóricos). Esses medicamentos devem ser indicados com muita precisão por um médico, pois tendem a alterar algumas condições preexistentes, como hipertensão e arritmias cardíacas. Podem também modificar o humor, deixando a pessoa mais irritada e agitada, ou acentuar distúrbios, como o transtorno bipolar (tipo de alteração que leva da euforia à ira em segundos).

O grande desafio de quem perde peso é manter as medidas conquistadas. Muitas pessoas conseguem eliminar os quilinhos extras, mas retomam os hábitos errados de antes e acumulam gordura novamente. Para permanecer de bem com o corpo, é preciso mudar a rotina, buscar uma alimentação mais saudável e menos calórica, praticar exercícios físicos com regularidade e, principalmente, aderir totalmente aos novos costumes. Conhecido popularmente por efeito sanfona, esse constante engorda, emagrece, engorda facilita o surgimento da flacidez, das estrias e da celulite.

Celulite, a grande vilã

A celulite (lipodistrofia ginoide), que atinge 90% das mulheres, dá um aspecto de casca de laranja à pele, e causa constrangimento e infelicidade. Seu aparecimento está relacionado à genética, a ações hormonais que favorecem a retenção de líquidos e à má nutrição celular, peso e sedentarismo, entre outros fatores.

Mulheres têm mais celulite do que os homens. Além disso, as que são curvilíneas têm mais predisposição. Isso ocorre porque o hormônio feminino estradiol, embora não seja o grande vilão desse caso, provoca retenção de líquidos e hipertrofia do tecido gorduroso. Ao longo do tempo, além do acúmulo de água e toxinas, há modificações no tecido. As fibras ficam mais densas e criam traves que prendem o tecido gorduroso, formando nódulos e caroços. Os vasos também ficam com as paredes mais rígidas e vão progressivamente piorando a nutrição das áreas afetadas. Nessa fase, é muito importante fazer uma avaliação com um especialista, pois sua progressão, quando intensa, compromete a irrigação dos tecidos.

Uma vez instalada, ela tende a piorar progressivamente, principalmente se houver aumento de peso e falta de exercício físico. Fatores que também contribuem para o seu aparecimento são: gravidez, ingestão de anticoncepcionais, menopausa, varizes e microvasos, além do uso de medicamentos à base de corticoides. Roupas justas e saltos altíssimos contribuem – pois prejudicam a circulação na perna. Em geral e dependendo de sua gravidade, a celulite pode ser classificada em quatro graus:

I – não é visível a olho nu, apenas por meio de exame específico.

II – as irregularidades na pele são observadas com a contratura muscular ou ao comprimi-la.

III – as irregularidades são visíveis mesmo em repouso e parecem "casca de laranja".

IV – é a mais grave e nessa fase são vistos nódulos maiores e sinais de grande aderência ("furos") a planos profundos.

Outra classificação comum é feita de acordo com a consistência:

- **Celulite dura** – quase imperceptível, ocorre em pessoas mais jovens e com corpo arredondado.
- **Celulite flácida** – está associada à flacidez muscular.
- **Celulite edematosa** – quando há muita retenção de água pode aparecer na puberdade e durante a gravidez e, em alguns casos, em associação com varizes.

A flacidez pode estar relacionada à celulite. Ela é decorrência da diminuição do tônus muscular e do desgaste ou redução das fibras de colágeno. Com a idade e por determinação do relógio biológico, o colágeno vai sendo produzido em menor quantidade. Fatores como o sol, doenças da tiroide, diabetes, câncer e má alimentação são apenas algumas das causas dessa degradação.

Refrigerantes, obesidade e mesmo a ausência de exercício não são isoladamente culpados pela celulite. A tendência genética também tem grande peso. No entanto, todos contribuem para a sua formação – em menor ou maior grau –, por isso esse problema tem de ser combatido diariamente.

A boa notícia é que existem mais recursos para controle e tratamento da celulite. Os cremes, embora não prometam a cura, obrigam você a fazer massagens nas áreas afetadas sempre que precisa aplicá-los. É justamente essa massagem que estimula a circulação no local e ajuda a prestar ainda mais atenção ao seu corpo. Além disso, muitos já são formulados com substâncias como a carnitina, que participa do metabolismo da gordura, chá branco e extrato de anis – que prometem estimular a produção de colágeno e tonificar a pele.

Reduzir medidas para vencer a batalha

Tratar a celulite é sempre um grande desafio. Por ser uma alteração de múltiplas causas, existem várias medidas que, juntas, melhoram o aspecto geral e acabam elevando a autoestima da mulher. Além do conhecimento maior dos casos, houve evolução da tecnologia. Hoje, temos desde cremes a lasers específicos para tratá-la. Embora a ciência tenha evoluído bastante, ainda está longe de resolver esse problema de vez.

Aos médicos, cabe a tarefa de amenizar seus efeitos, ajudando a paciente a adquirir novos hábitos e a valorizar as mudanças conquistadas com os tratamentos. Aliás, essa sintonia entre médico e paciente é fundamental para o sucesso de qualquer procedimento. Nesses momentos, uma boa conversa ajuda até a descobrir outros problemas.

Marcas que eu não quero em mim

"Levei um susto quando vi aquelas marcas arroxeadas no meu bumbum. Pareciam rachaduras que não doíam. Pensei que fosse uma alergia que sumiria com um creme. Quando fui à dermatologista fiquei sabendo que eram as terríveis estrias. Nunca mais vou usar maiô". Desabafos desse tipo são mais comuns do que você pode imaginar.

Já ouvi esses depoimentos centenas de vezes, sobretudo de grávidas e adolescentes (as mais atingidas pelo problema). Essas cicatrizes, popularmente conhecidas como estrias, surgem sempre que a pele é excessivamente estirada, ultrapassando sua capacidade. As estrias existem na proporção de quatro mulheres para um homem. Neles, as regiões de maior incidência são a face externa da coxa e a região lombar – nessa área, surgem como decorrência do processo de crescimento. Nas mulheres, elas aparecem com mais frequência nas faces interna e externa da coxa, nádegas e mamas. No início, parecem marcas avermelhadas ou arroxeadas. Mas, com o tempo, tornam-se esbranquiçadas e menos evidentes.

Estudos recentes mostram que os hormônios têm grande influência no aparecimento dessas marcas. Justamente por isso, as adolescentes grávidas apresentam mais estrias do que mulheres mais velhas que tiveram o mesmo ganho de peso durante a gestação. Ambas vivem explosões hormonais e observam seu corpo se modificar. A adolescência é a época do chamado estirão, quando a criança espicha, e na gestação há o crescimento da barriga.

Não existem ainda tratamentos eficazes, mas é possível amenizar o aspecto das estrias com procedimentos como a aplicação de ácido retinoico, laser, dermoabrasão (tipo de esfoliação superficial), intradermoterapia (injeções) e até *peeling*, como veremos no último capítulo deste livro. Vale lembrar que uma conversa franca com seu médico e uma análise criteriosa do seu caso – e do tipo de terapia mais indicada – ajudam a obter bons resultados e a evitar frustrações.

Nos seios, a feminilidade nossa de cada dia

O mesmo carinho que é dado à pele do rosto para evitar o envelhecimento precoce, também precisa ser dispensado às mamas. Essa região do corpo da mulher é um dos principais símbolos da feminilidade. Representa também uma fonte de alimento e de aconchego para as crianças. Delicadas, elas necessitam de cuidados para que mantenham suas funções fisiológicas (amamentação), estética (autoestima) ou mesmo de atração sexual.

Além da pele, elas possuem glândulas mamárias, que estão inseridas no músculo grande peitoral – responsável pelo apoio e resistência à gravidade. Por meio de suas fibras de colágeno e elastina, a derme também ajuda na sustentação e na manutenção da tonicidade da pele.

Com o passar dos anos, é dada a largada para o processo de envelhecimento. Os seios, como outras áreas do corpo feminino, sofrem muito e acabam ficando flácidos. Fatores como alterações hormonais, mudanças bruscas de peso, gravidez, amamentação e pouca atividade física acabam derrubando esse símbolo da feminilidade. Existem tratamentos estéticos cujo objetivo é formar novas fibras de colágeno, ativar a circulação, liberar toxinas e melhorar a musculatura que os sustenta. Dependendo do grau de flacidez, o tratamento é a cirurgia plástica – única capaz de devolver a firmeza e a beleza das mamas.

Diagnóstico ao alcance de um toque

Não é possível falar dos seios sem mencionar o câncer de mama, uma das principais causas de morte nos países ocidentais. Estudos mostram que os casos da doença aumentam nas nações desenvolvidas e em desenvolvimento. No Brasil, por exemplo, esse é o tipo que mais mata entre as mulheres.

O câncer de mama se manifesta mais intensamente a partir dos 35 anos de idade. Em geral, por meio de nódulos ou cistos no seio – que podem ou não doer. Há casos também em que surgem alterações na pele, fazendo com que os seios fiquem com depressões profundas. Dependendo do estágio, ocorre também alguma secreção no bico.

A doença se desenvolve com frequência em mulheres que têm histórico na família, sobretudo se os casos envolveram parentes de primeiro grau (mãe ou irmã) antes dos 50 anos. Embora haja uma forte predisposição genética, outros fatores de risco são: primeira menstruação cedo, menopausa após os 50 anos, primeira gestação depois dos 30 ou mesmo o fato de a mulher nunca ter engravidado.

A forma mais eficaz de constatar qualquer alteração na mama ainda é o autoexame. Embora nem todos os nódulos possam ser detectados com o toque, a mulher aprende a conhecer seu corpo e, assim, percebe mais facilmente possíveis alterações. É bom destacar que o exame feito pela paciente não substitui a avaliação do ginecologista – profissional que pode pedir, em caso de suspeita, uma mamografia (radiografia que permite o diagnóstico precoce de lesões). Anualmente, a mulher precisa fazer o exame ginecológico como um compromisso dela com sua própria saúde.

De todas, as mais esquecidas

Se o rosto é nossa identidade, as mãos são a nossa marca no mundo. Elas simbolizam a paz, a amizade, a proteção e o amor.

Mãos que recebem, que fazem acordos, que transmitem calor, que consolam na dor. Cantadas em prosa e verso são sinônimos da feminilidade ou da masculinidade.

Não é preciso enumerar o que representam também na estética feminina. Na juventude, desafiam olhares e sinalizam buscas, exibindo unhas bem-feitas e coloridas. Depois, se tornam mais discretas, refletindo definições que vêm com a idade e a integração social. Na maturidade, elas revelam o nosso jeito de ser e viver. Muitas vezes, trazem também marcas da nossa história de vida. Por isso, precisam de atenção especial.

Pessoas vaidosas e preocupadas com a autoestima sabem que elas ressecam, ganham manchas e perdem tônus com a idade. Daí a necessidade de tratá-las antes que esse processo seja deflagrado. Um dos cuidados principais é evitar a exposição ao sol, que estimula o surgimento de marcas arredondadas e castanhas, também chamadas de manchas senis. Como é uma área sensível, é imprescindível usar protetor solar todos os dias, além de cremes hidratantes com compostos anti-idade. A química dos produtos de limpeza é capaz de deixá-las ressecadas e ásperas, além de estimular o surgimento de alergias que provocam descamação e coceira.

Assim como as mãos, as unhas falam muito sobre a nossa saúde. Como os cabelos, são anexos cutâneos que nos protegem e embelezam. Saudáveis, elas são transparentes, lisas, suaves e permanecem junto à pele (leito). Mas quando apresentam alterações na aparência, cor, superfície e processo de crescimento, demonstram que há algo de errado com o organismo.

Aliás, é por meio delas que os médicos podem descobrir várias doenças, como anemia (aspecto quebradiço), problemas no coração (curvadas e arroxeadas), nos rins (engrossamento e cor amarelada) e diabetes (avermelhadas), entre outras. O formato, a espessura e a cor também revelam carência de vitaminas. As unhas demoram em média cinco meses para crescer da base até a ponta. A dos pés, de oito a doze meses.

Formadas pelas mesmas células que dão origem aos pelos, os queratinócitos, elas endurecem quando nascem. Fatores mecânicos e químicos podem agredi-las e provocar problemas. Pacientes debilitados e os atletas, que estão constantemente machucando as unhas durante os exercícios, colocam em risco essa barreira natural, permitindo a entrada de fungos e bactérias que podem evoluir para outros problemas.

As doenças infecciosas mais comuns que acometem as unhas são as micoses, causadas por fungos ou leveduras. As onicomicoses, como são chamadas, podem provocar espessamento e coloração amarelo-acastanhada, muitas vezes descolando o leito ungueal, local onde a unha nasce (veja na ilustração abaixo).

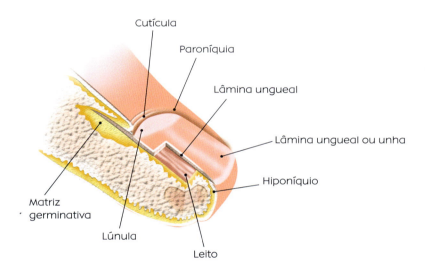

A cutícula também é fonte de infecções, levando à paroníquia, também chamada popularmente de "unheiro" ou "doença das lavadeiras". Caracteriza-se por um inchaço doloroso e avermelhado, com ausência de cutícula, deixando uma passagem livre para o compartimento abaixo da prega ungueal. As principais causas são a umidade e o uso de produtos químicos. Esses problemas podem ser tratados com medicação específica, prescrita pelo médico.

Pés, fetiche masculino

Já a pele dos pés, ao contrário, é bem mais resistente. Na antiga cultura chinesa chegava-se ao extremo de amarrá-los com panos para que não crescessem, pois os homens acreditavam que pés pequenos eram mais femininos. Na verdade o que torna um pé bonito e sensual são as unhas bem feitas e a pele hidratada. Hoje, esses hábitos fazem parte dos cuidados pessoais e da boa aparência, mesmo quando eles estão escondidos em sapatos fechados. Afinal, nunca sabemos quando vamos exibi-los.

Usados principalmente para caminhar, os pés também sustentam o nosso peso. Por isso a sua pele é mais resistente do que a de outras áreas do corpo. Por ser mais espessa, é comum o surgimento de calos – que ocorrem principalmente por causa do uso de calçados inadequados e dos quilinhos a mais. Quanto mais acima do peso a pessoa estiver, maior a possibilidade de aparecerem áreas endurecidas e rachaduras nos calcanhares que, muitas vezes, doem e até sangram. Para evitá-las, os sapatos devem ser confortáveis e, no caso dos modelos femininos, não ter bico muito estreito nem saltos altos e finos.

Há quem pense que o tratamento para combater as rachaduras e partes endurecidas é retirar essa camada grossa, decorrência do impacto com o chão, com uma lixa. Nesse estágio, o mais importante é hidratá-los com cremes muito emolientes, que mantenham a água na pele e criem uma camada protetora. Produtos à base de ureia são os mais indicados porque promovem um verdadeiro choque de hidratação. Além desse componente, há opções com sorbitol, vitamina E, ácido hialurônico, alantoína, silicone e óleos vegetais. Para potencializar sua ação, experimente massageá-los com o creme e abafá-los com um plástico, deixando descansar por alguns minutos. A dica vale também para as mãos.

Mais sujeitas à contaminação por fungos por estarem permanentemente abafadas, as unhas dos pés também merecem atenção especial. A onicomicose aqui também é um problema bastante comum. Em geral, os especialistas prescrevem esmaltes especiais e antifúngicos. A regressão do problema ocorre em aproximadamente 40 dias após o início do tratamento.

Para evitar as micoses, tenha cuidado com a cutícula. Ela não deve ser retirada profundamente, pois é uma capa protetora. Vale lembrar que, ao recorrer à manicure, leve seus utensílios para evitar contágio de doenças mais graves, como a hepatite. Se não puder levar seu kit, pelo menos se certifique das condições de higiene do local e se os objetos são realmente esterilizados em equipamentos autoclave.

Outra dica é cortar as unhas no formato quadrado e manter os pés arejados e secos. É importante não usar sapatos fechados ou tênis por longos períodos e, ao tomar banho, secá-los muito bem.

Como os pés, os cotovelos e joelhos são as regiões do corpo que, com a correria diária, esquecemos de dar carinho. Sem hidratação adequada, tendem logo a ficar escuros e ásperos pelo atrito constante com as roupas. Por isso, é importante investir em uma boa esfoliação, seguida de hidratação com óleos especiais.

Guia tira-dúvidas | Corpo

Hoje, é difícil encontrar, entre homens e mulheres, quem esteja totalmente satisfeito com seu corpo. Quilinhos a mais, gordura localizada e celulite são apenas alguns dos problemas que tiram o sono de muita gente. Aqui, você vai aprender dicas importantes para tratar esses problemas e, aí sim, fazer as pazes com seu corpo.

Cuide-se para reduzir medidas

- **Exercícios** – quer ficar bem com você mesmo? Então, faça exercícios. A lista dos benefícios é tentadora. Entre as principais conquistas estão: melhora a circulação do sangue, amenizando celulite e retardando varizes; aumenta a disposição física; dá flexibilidade ao corpo; corrige a postura; aprimora a capacidade cardiorrespiratória; tonifica músculos; combate a flacidez; protege contra osteoporose; e ainda acelera o metabolismo, ajudando a emagrecer e a definir as formas.

- **Mexa-se mesmo!** – a atividade física é uma necessidade do organismo e a preguiça nada mais é do que a tentativa de o corpo se adaptar à vida pouco saudável. Combata-a! Para realmente fazer efeito, o ideal é exercitar-se pelo menos três vezes por semana durante, no mínimo, 45 minutos.

- **Peso ideal** – se estiver muito acima do peso, procure orientação médica para emagrecer. Além dos problemas estéticos e psicológicos, a gordura a mais contribui para o surgimento de doenças cardíacas e diabetes.

- **Alimentação equilibrada** – a receita ideal para manter o peso é controlar a ingestão de proteínas, gorduras e carboidratos. Coma a cada três horas e abuse das verduras, legumes e frutas para ingerir vitaminas. Evite o excesso de álcool e o cigarro.

- **Remédio contra celulite?** – não há medicação específica e muito menos uma que cure o problema. Mas há produtos que contêm princípios ativos que melhoram a circulação sanguínea, aumentam a eliminação de líquidos e ativam o metabolismo de gordura.

- **Combate à celulite** – é habitual a realização de procedimentos para combater celulite, estrias e gordura localizada. Como suamos menos no inverno, comemos mais e fazemos menos exercícios, a pele retém mais líquido. Então, massagens e tratamentos corporais ajudam a diminuir essa retenção.

- **Cremes** – inúmeros cosméticos são comercializados com a promessa de curar a celulite, porém, ainda não existem produtos com a capacidade de eliminá-la definitivamente. Mas eles aliviam os sinais, dependendo do estágio da celulite. Isso acontece porque a aplicação exige massagem local. Assim, os ativos penetram na pele enquanto a massagem estimula a circulação sanguínea, melhorando o aspecto geral do local com o problema.

- **Estrias** – uma vez instaladas, as estrias não podem ser removidas. Mas o aspecto da pele melhora muito com tratamentos como *peeling* e laser. O laser, por exemplo, estimula a formação de colágeno, diminuindo o tamanho das estrias (sejam recentes ou mais antigas). É verdade que seu aparecimento depende de uma tendência pessoal – há quem desenvolva mesmo sem que a pele passe por uma distensão muito grande. De qualquer forma, a prevenção ainda é uma das melhores opções. Para isso, mantenha a pele bem hidratada com cremes e loções, principalmente se você tiver histórico na família.

Seios de causar inveja

- **Flacidez** – dependendo do grau de flacidez, somente a cirurgia plástica pode recuperar a beleza e a firmeza dos seios. A cirurgia faz surgir edemas, hematomas e causa muita dor – sobretudo nos primeiros dias. A recuperação também exige cuidados redobrados, como evitar o sol, usar sutiãs específicos para sustentação e não segurar objetos pesados. Nesse caso, a prevenção também é uma aliada. Evite engordar e emagrecer continuamente. É que o efeito sanfona rompe as fibras que sustentam os seios, contribuindo para a sua flacidez.
- **Esfoliar e hidratar** – no caso dos seios, a hidratação também é muito importante. Use e abuse dos cremes combinados com ativos firmadores, que estimulam e mantêm as fibras que os sustentam. Antes de aplicá-los, faça uma leve esfoliação uma vez por semana para retirar as células mortas e permitir que o creme entre na pele. Esses produtos ajudam, sim, no processo de firmeza – principalmente se estiverem combinados a outros cuidados, como o uso frequente de um sutiã com boa sustentação.
- **Postura correta** – evite curvar os ombros, no popular andar cabisbaixo. Mantenha as costas eretas ao andar e ao sentar. Por incrível que pareça, a boa postura é muito importante para não dar aos seios a aparência de flácidos.
- **Exercícios específicos** – há exercícios indicados para fortalecer a musculatura peitoral. Eles atuam como coadjuvantes à medida que firmam a musculatura, ajudando a sustentar os seios e a dar-lhe um aspecto mais bonito.
- **Bom companheiro** – nos anos de 1960, as mulheres foram às ruas protestar e usaram uma peça íntima como um símbolo de sua independência, em um episódio conhecido como a "queima dos sutiãs". Hoje, esse acessório é um dos melhores aliados da mulher na busca por seios mais firmes. O sutiã sustenta e bloqueia a ação da gravidade. Mulheres que têm seios pequenos podem até dispensá-lo algumas vezes, pois sofrem

menos essa ação. Já as de seios médios e grandes, jamais. No caso de mamas grandes, um bom modelo deve ter alças largas e costuras reforçadas. Dispensá-lo, mesmo, apenas para dormir.

- **Aliado nos esportes** – como nem sempre dá para usar sutiã em algumas modalidades esportivas, não abra mão de um top reforçado. Ele dá a sustentação necessária aos seios, principalmente em esportes de alto impacto.

Mãos e unhas nota dez

- **Proteção solar** – use nas mãos o mesmo filtro escolhido para o rosto, pois as mãos têm pele fina e são muito expostas ao sol, sujeitas, portanto, a manchas, ao envelhecimento precoce e ao câncer de pele. Aplique duas vezes ao dia um produto com fator de proteção 15, no mínimo.

- **Hidratante** – os hidratantes para as mãos devem ter substâncias que mantêm a umidade da pele e criem um filme protetor. Fórmulas que contêm ureia, sorbitol, ácido hialurônico, alantoína, vitamina E, silicone e óleos vegetais podem ser usadas em toda a superfície da mão, inclusive nas unhas, várias vezes ao dia. Para melhorar a hidratação, coloque uma luva plástica após o creme, permanecendo por duas horas ou mais, pois, com o aumento da temperatura, o creme penetra mais facilmente na pele, deixando-a mais hidratada. Evite produtos químicos agressivos e use luvas para trabalhos domésticos.

- **Unhas** – mantenha as unhas sempre limpas, bem cortadas, de preferência, com formato quadrado e sem mexer nos cantos. Não corte a unha rente, pois é bom manter livre a faixa branca da extremidade para evitar danos ao seu leito. Na hora de retirar o esmalte, prefira os removedores oleosos que ressecam menos. Se notar qualquer alteração, procure um médico especializado, pois várias doenças orgânicas podem ser descobertas pelas unhas.

- **Cutícula** – evite retirar excessos de cutícula. Se for à manicure, leve seus utensílios (espátula, alicate etc.). Não permita o uso de objetos pontiagudos para "limpar os cantos", pois podem ferir sua pele e transmitir micoses e outros problemas. Use o creme hidratante para mãos e unhas também nas cutículas.
- **Lixar** – em vez de cortar, use a lixa para aparar as unhas. O seu uso não faz diferença no crescimento nem no fortalecimento delas.

Pés impecáveis

- **Proteção** – seque bem os pés e as áreas entre os dedos. Havendo qualquer sinal de coceira, ardor ou dor, é aconselhável procurar um médico. Proteja a pele dos pés com o mesmo filtro solar usado no corpo.
- **Calçados** – além de secos, mantenha os pés arejados. Evite o uso constante de tênis e sapatos fechados. Ao escolher um calçado, considere, além da beleza, o conforto.
- **Unhas** – devem ser cortadas de forma reta para evitar o encravamento. A cutícula deve ser manipulada o mínimo possível (no inverno, a cada 15 dias) e com todos os cuidados de assepsia. Siga as mesmas orientações para as unhas das mãos.
- **Marcas e manchas** – surgindo alguma lesão diferente de pele no pé, procure o dermatologista, pois pode ser olho de peixe (verruga) ou mesmo um tumor (melanoma).
- **Ressecamento e calosidades** – evite esses problemas usando cremes hidratantes mais potentes, que contêm ureia, ácido

salicílico, glicólico, mandélico, entre outros. O ideal é aplicá-los duas vezes ao dia. Para uma hidratação mais profunda, envolva os pés em plástico após a aplicação do creme por 30 minutos. O abafamento provoca maior absorção do produto pela pele.

- **Bolhas** – elas podem surgir a partir do acúmulo de líquido em uma determinada camada da pele. São comuns em atletas ou esportistas – por causa do atrito do calçado com ossos proeminentes do calcanhar. Podem ocorrer também com o uso de sapatos novos, caminhadas prolongadas e suor intenso nos pés. Preste atenção porque algumas micoses também se manifestam por meio de bolhas.

- **Não fure a bolha** – assim você evita infecções. Se infeccionar, aparecerá uma secreção amarelada. Lembre-se de que ela tende a secar em uma ou duas semanas. O ideal é procurar um médico, pois as bolhas e frieiras podem ser a porta de entrada de uma infecção grave como a erisipela (uma infecção da pele, causada por agentes externos).

- **Sapatos novos** – evite usar sapatos novos por longos períodos – o ideal é amaciá-los paulatinamente. Não jogue bola com os pés descalços nem ande no chão quente sem calçados. Esses procedimentos podem ocasionar queimaduras nos pés e, consequentemente, as incômodas bolhas.

- **Crianças e corredores** – se a criança cria bolhas com facilidade por causa da atividade física, experimente proteger a área afetada com vaselina ou com pomada que contenha óxido de zinco e cobrir com gaze. Deixe sempre um curativo durante a atividade física e, por cima, ponha uma meia macia. Maratonistas devem usar duas meias de algodão bem macias, principalmente se o tênis for novo.

- **Frieiras** – também são muito comuns. Por isso, cuidado ao usar piscinas. Nas áreas comuns, ande sempre com sandálias de borracha. Se mesmo com esses cuidados surgirem frieiras, procure um médico – que vai indicar o melhor tratamento para o seu caso.

4
capítulo

Cabelos

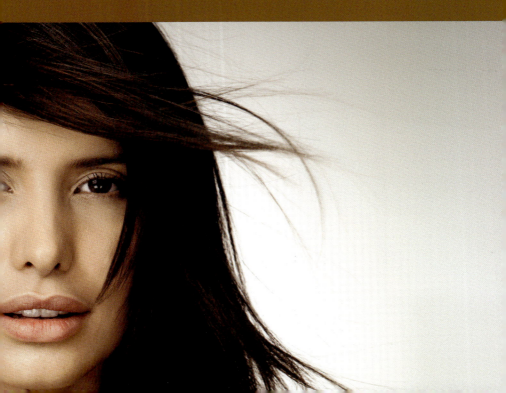

A beleza começa por um fio

Nada rivaliza com os cabelos quando o objetivo é marcar o estilo de uma pessoa tal a preocupação que temos com eles. Clássico, moderno, despojado ou pop, todos os jeitos de ser são sinalizados por cortes, arranjos e pelas cores que são adotadas nesses fios. Chega a ser impressionante como eles ajudam a mudar o visual do rosto e influenciar a nossa aparência. E isso não é de hoje.

Há registros do Antigo Egito que relacionam o tipo de penteado à posição social das pessoas. Lendas a esse respeito também não faltam, como a de Sansão, que perdeu sua força após ter as madeixas cortadas. Em algumas religiões, usá-los curtos ou muito longos indicam a concordância com seus princípios. Os cabelos são tão importantes para a nossa identidade que, ao longo da história, muitas vezes um corte sumário foi usado como forma de humilhação e punição.

Mas essa não é a função natural deles nem dos pelos no nosso corpo. Na verdade, eles existem para proteger regiões como o couro cabeludo, olhos, ouvidos e narinas contra a ação do frio, do calor e do excesso de luz solar. Além disso, também revelam a saúde do nosso organismo e podem sofrer por causa de doenças internas e ou mesmo de agressões externas, como o uso de produtos inadequados ou excesso de química (tinturas, por exemplo) e de sol. No caso de doenças, eles podem cair ou afinar e, em relação às tinturas, ressecar.

Antes do nascimento

Nossos primeiros fios de cabelo nascem quando ainda estamos no ventre materno, na 12ª semana de gestação. Surgem inicialmente no topo da cabeça e nas sobrancelhas. Oito semanas mais tarde aparecem os cílios. O processo de formação do fio é complexo e envolve a epiderme e a derme, onde fica a papila que é responsável pela irrigação do fio.

No couro cabeludo existem de 100 mil a 150 mil fios. É curioso saber que na base de cada um temos um músculo eretor, que se contrai ao sentirmos frio ou medo, provocando o arrepio. Quando os pelos se erguem, forma-se uma camada de ar sobre a pele, que funciona como isolante térmico. Nossos hormônios são os responsáveis pela variedade tanto dos tipos de cabelo como dos pelos pubianos, das axilas e da barba.

O cabelo tem um ciclo de vida continuado e passa por fases de crescimento e de repouso. Cada fio vive uma etapa específica, que se distribui em 85% no período de crescimento (anágena) e 15% no período de repouso (telógena). Isso significa que temos sempre mais cabelo crescendo do que caindo. A duração da fase de crescimento é, em média, de quatro anos. Há pessoas que têm um ciclo capilar de até oito anos, enquanto outras têm de apenas dois anos.

A queda de alguns fios ao lavar ou pentear é normal. É bobagem preocupar-se com os que caem diariamente, pois as quantidades variam de pessoa para pessoa e de cabeleira mais densa para mais rala. É preciso, sim, prestar atenção quando houver aumento significativo da quantidade dos fios que caem. Nesse caso, procure um dermatologista.

Por dentro do cabelo

O fio é composto principalmente por queratina, proteína que possui alta concentração de cisteína – aminoácido responsável pela elasticidade e flexibilidade do cabelo. Sua estrutura é redonda e, para compreendê-la, devemos imaginá-la como um círculo visto de cima (como na imagem abaixo). A camada externa é a cutícula que protege o córtex. Composta por camadas de células de queratina sobrepostas como escamas é transparente e tem como função proteger o córtex contra agressões externas, além de manter a maciez e o brilho dos cabelos.

O córtex é a parte mais importante do fio de cabelo, sendo responsável por sua elasticidade e resistência. Sua estrutura é composta por queratina, cuja composição tem muitos aminoácidos, entre eles a cisteína (responsável pelas pontes de enxofre, que ligam de maneira consistente a queratina à estrutura do fio).

No interior do córtex, dentro das células queratinizadas, está a melanina – proteína responsável pela cor dos fios. A camada mais interna do cabelo é a medula, localizada na parte mais profunda do fio. Seu canal pode estar vazio ou preenchido por queratina esponjosa. Ao sofrer impacto por produtos químicos agressivos pode quebrar e até desaparecer.

Cabelos bonitos possuem cutícula íntegra e saudável, ou seja, suas escamas se mantêm encaixadas de forma perfeita para envolver a haste capilar, que é a parte visível do fio. Quando a cutícula é agredida, ela racha e se desprega, formando as pontas duplas. O cuidado diário é muito importante e envolve a escolha de produtos adequados ao tipo de cabelo, sempre com atenção para os que possuem aprovação dos órgãos de saúde, como a Anvisa.

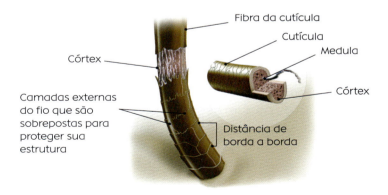

CABELOS

Lavar, secar, modelar

Os xampus são formulações que contêm substâncias que limpam os fios e o couro cabeludo, evitando dermatites, caspa e infecções por fungos e bactérias. Hoje, há produtos com funções mais complexas, como aumentar ou diminuir o volume, restaurar e até facilitar o ato de pentear. Há também os especialmente indicados para o couro cabeludo mais sensível. Nesse caso, atuam para devolver o equilíbrio.

Os indicados para cabelos oleosos possuem mais componentes de limpeza, enquanto os formulados para cabelos secos apresentam mais elementos condicionadores. Existem os que contêm agentes anticaspa, vitaminas e hidratantes. O ideal é, a cada 15 dias, lavar os cabelos com um xampu antirresíduo para eliminar produtos que se acumulam nos fios, deixando-os com aspecto pesado. Também é interessante alternar pelo menos dois tipos de xampu da mesma marca.

Além deles, existem os condicionadores. Ricos em proteínas, eles têm como função devolver a gordura natural perdida durante a lavagem. Também devem deixar os cabelos fáceis de pentear e restaurar a uniformidade dos fios agredidos química ou mecanicamente. Dê preferência aos que são feitos com extratos de substâncias naturais, como jojoba, ou enriquecidos com proteínas. Por último, protegem os fios da fricção, diminuindo a eletrostática.

Uma causa comum da fragilidade dos cabelos é o uso do secador em alta temperatura. O aquecimento provoca a evaporação da água natural dos fios, enfraquecendo-os. Muitas pessoas têm dúvida se as substâncias modeladoras, como gel e fixador sem álcool, causam danos. Esses produtos não prejudicam e, quando são de boa qualidade, não provocam queda de cabelo.

Quando o sol é demais

Assim como a pele, os cabelos sofrem com a ação dos raios ultravioleta – que atuam diretamente sobre a cutícula, destruindo a queratina (proteína que garante a integridade dos fios). Assim, eles ficam desprotegidos e expõem sua parte interna, na qual estão os pigmentos responsáveis pela cor (melanina). Como consequência, o cabelo desbota (queima), principalmente se tiver passado por processos químicos como permanentes, tinturas ou alisamentos.

Ao se expor ao sol por mais tempo na praia ou piscina, é aconselhável usar xampus e condicionadores, se possível com filtro solar. A maior parte dos produtos para cabelo ainda não possui filtro solar na formulação. Opte também por um hidratante capilar com óleos e outros ativos com alto poder de hidratação. Esse tipo de produto forma uma camada protetora. Aí, depois de mergulhar no mar ou piscina, lave os cabelos com uma ducha de água doce e passe o condicionador. Se não dispuser desses recursos, recorra ao boné ou ao chapéu e procure a sombra para proteger os fios.

Explosão de cores

Colorir os cabelos é uma das mudanças visuais mais praticadas pelas mulheres. Com mais tinturas sofisticadas e de melhor qualidade à mão, praticamente não há risco de ocorrer queda em função desse procedimento. Existem duas técnicas básicas para colorir os fios: tintura temporária e a permanente.

Na primeira, usa-se o tonalizante – um tipo de xampu, comprado em farmácias, indicado para realçar o tom natural do cabelo e até esconder alguns fios brancos. Essa tintura, como o nome diz, dura em média 20 lavagens e não possui produtos em sua formulação que abram as escamas do cabelo.

Já a tintura permanente é a que em geral tem amônia e água oxigenada na fórmula para que possa alterar a cor original do fio. Como tem duração mais longa e é mais agressiva, deve ser aplicada por profissional. Além dessas duas, existe a hena que não está disponível em vários tons, mas forma uma película sobre o fio. Essa é a mais indicada para as gestantes.

Alisar e encaracolar

Alisamento, relaxamento e permanente são processos químicos semelhantes na sua origem. Todos alteram a forma original das hastes, que é determinada pelas pontes químicas de hidrogênio e enxofre, responsáveis naturais pela distribuição da queratina dentro do cabelo. Ao alterar essa forma para alisar um cabelo encaracolado ou encaracolar um cabelo liso, usa-se um produto que abre a cutícula. Em seguida, é aplicado outro que quebra as pontes de enxofre. Logo após, posiciona-se o cabelo na forma desejada e neutraliza-se a substância para estabilizar os fios, que ficarão lisos ou cacheados até que essas pontes químicas se refaçam.

Uma forma rápida de obter o mesmo resultado é usar produtos que aplicam calor nos fios, como a chapinha larga para alisar e a estreita para enrolar. O aquecimento local quebra as pontes de hidrogênio, que são mais fracas, e mantém a modelagem desejada até o cabelo ser lavado novamente.

Nos dois casos, a haste sofre, pois não há como evitar a desidratação dos fios. É por isso que os cabelos modificados quimicamente são mais desidratados e devem ser submetidos a banhos com cremes hidratantes pelo menos uma vez por semana.

Nos últimos anos surgiram novas formas para alisar o cabelo, como a escova progressiva e suas variantes, a escova francesa, o alisamento japonês, entre outras. Produtos alisantes registrados na Anvisa não oferecem riscos à saúde. Mas muitos salões de beleza acrescentam formol a seus preparados. Usam concentrações maiores do que 0,5%, proibidas pela agência. O formol é tóxico, pode causar irritação nas mucosas e, dependendo da quantidade, acaba absorvido pelo organismo e causa problemas sérios. Por isso, tome muito cuidado e certifique-se do tipo de produto usado em suas madeixas.

E se eles caem?

Um dos maiores problemas que pode ocorrer com os fios é a queda anormal. Em geral, a pessoa se sente desarmada quando os cabelos caem, pois essa é uma parte do corpo sobre a qual tem bastante controle – corta, pinta, faz penteados, alisa e enrola. Perder esse controle causa a sensação de impotência em relação ao próprio corpo.

Há anos, atendo mulheres com queda de cabelo. Ao receber uma jovem bonita para uma consulta, já esperava que caísse em lágrimas. Isso é muito comum. A cada dez mulheres com essa patologia, oito choram ao tocar no assunto. "Parece que todo mundo só olha para o meu cabelo", ela desabafou. "Não tenho mais coragem de lavá-lo, pois caem mais e mais fios na lavagem. Sinto que vou ficar careca."

A calvície é um processo crônico, também chamado de alopecia androgenética. Acomete homens e mulheres e, como o nome indica, sua origem é genética e sofre influência dos hormônios androgenéticos (masculinos). Nos últimos anos, tem havido aumento significativo no número de casos. Boa parte é decorrência do estresse da vida moderna que provoca variações hormonais. Outros fatores como anemia, alterações da tiroide, desnutrição e perda de peso também contribuem para o seu desencadeamento e até piora do quadro.

Sabe-se que existe predisposição hereditária para a calvície, que evolui afinando os fios a ponto de haver atrofia da raiz. Além da hereditariedade, os hormônios masculinos são responsáveis pelo desenvolvimento da calvície feminina e masculina. A mulher é particularmente suscetível à perda de cabelos por causa das variações hormonais que enfrenta nas várias fases da vida. É frequente, por exemplo, o início da calvície após o parto, na pré-menopausa e quando se deixa de tomar a pílula anticoncepcional.

Tanto a calvície masculina quanto a feminina começam na puberdade. A primeira ocorre frequentemente na região superior do couro cabeludo, formando as famosas entradas. Na mulher, é mais difusa. Quando a mulher começa a observar a risca do couro cabeludo significa que a calvície está progredindo.

A calvície dá aparência envelhecida e, por afetar muito a autoestima, um dos tratamentos mais procurados é o transplante de cabelo. No entanto, como a perda de fios é um processo genético, os remanescentes continuam afinando e caindo. Daí ser fundamental, além do tratamento prévio com um médico, a manutenção para evitar que o processo progrida.

A calvície é combatida com medicamentos específicos que neutralizam o processo de miniaturização dos fios. São os antiandrogênicos, como espironolactona, finasterida e dutasterida (veja mais no capítulo sobre a pele do homem). No caso das mulheres, também podem ser usadas pílulas anticoncepcionais. Existem tratamentos auxiliares com lasers que estimulam o crescimento do fio. Hoje, homens e mulheres contam com inúmeros recursos capazes de evitar a queda definitiva do cabelo.

Emoldurando olhares

"Nossa, você fez plástica nos olhos?" Essa é a pergunta que muita gente faz ao ver a mudança causada por um simples trato nas sobrancelhas. Tanto quanto os cabelos, esses pelinhos se bem trabalhados têm a incrível capacidade de transformar o visual e o estilo de uma mulher. Nem é preciso fazer mudanças radicais.

A verdade é que, com pequenos retoques, as sobrancelhas, também chamadas de supercílios, conseguem criar uma espécie de ilusão de ótica e mudar o eixo do rosto para essa área. Assim, levantam e valorizam o olhar, trazendo leveza e rejuvenescendo.

Nunca é demais lembrar que as sobrancelhas desempenham importante papel na expressão facial. Levantadas ao mesmo tempo demonstram surpresa, por exemplo. Franzidas podem indicar preocupação. Mas e quando apenas uma se ergue, revela interrogação ou interesse? Mistérios assim as colocam também na mira dos bons observadores.

Mas é em matéria de beleza feminina que elas fizeram história. De Cleópatra, que valorizava as suas com as pinturas disponíveis na época, às divas do cinema – a exemplo da misteriosa Greta Garbo –, elas chamam a atenção do interlocutor e, quando bem desenhadas, dão à mulher uma aparência mais sofisticada.

Hoje, existem profissionais, chamados designers de sobrancelhas, capazes de desenhar as suas para que seu rosto fique mais harmônico. A pinça é o utensílio ideal para retirar os fios com segurança, mas há quem retire o excesso de pelos com cera. Outro método, ainda recente no País, é a depilação egípcia. Feita com uma linha, arranca os pelos próximos a raiz sem comprometer a estrutura da pele. Além disso, a sobrancelha pode ser corrigida e ter seu aspecto melhorado com a maquiagem definitiva. Para saber qual a sua necessidade, procure um profissional experiente.

Cílios, o detalhe das pálpebras

Mais discretos que as sobrancelhas, os cílios em geral não merecem nossa atenção – a não ser quando são curtos, ralos, estão ficando brancos ou caem muito. Mas sabemos que cílios espessos e fortes também realçam e levantam o olhar. Além de embelezar os olhos, esses delicados fios têm a função de protegê-los contra fragmentos e poeira. Além disso, reagem rapidamente quando um objeto está muito próximo do olho. Assim como os cabelos, os cílios revelam a saúde do organismo.

Para quem sofre com cílios ralos e curtos, já existe uma nova droga aprovada nos Estados Unidos. A substância ativa usada no novo medicamento, empregada para tratar glaucoma, mostrou como efeito colateral propriedades para alongar e espessar esses fios. Mas como apresenta efeitos como avermelhamento, coceira nos olhos e escurecimento da pálpebra, deve ser usado apenas com indicação e acompanhamento médico.

Outros pelinhos incômodos

Na infância, os pelos do corpo são discretos e macios. Só começam a ganhar força e espessura a partir da puberdade, quando se tornam mais visíveis em todo o corpo e se aglomeram nas axilas e na região pubiana.

Esses pelos são diferentes dos que cobrem a cabeça. Mais finos, eles ajudam a ajustar a temperatura do corpo, além de proteger a pele contra fungos e bactérias. Outra diferença entre eles é o período de troca. Os fios da cabeça crescem em média de quatro a seis anos seguidos, os das pernas por dois meses e das axilas, semestralmente.

Apesar de estarem apenas cumprindo a sua função, os pelos incomodam a maioria das mulheres – principalmente nos países tropicais, nos quais a exposição do corpo é maior. Motivada pela estética, não tardou até que fossem descobertas formas para eliminar os pelinhos indesejáveis. Basta dizer que a depilação com cera já era conhecida no antigo Egito. Hoje a prática está incorporada à rotina e depilar áreas mais íntimas também se tornou corriqueira. O conceito de tirar os pelos das axilas, inclusive, se associou ao da higiene corporal em muitas culturas. As mulheres, mesmo as que não possuem pelos espessos e escuros, livram-se deles de várias formas.

Muitas vezes, eliminar esses pelos é uma questão de autoestima, sobretudo nas mulheres em que eles teimam em surgir no queixo, buço, costeleta, tórax, costas, nádegas e dorso. A disfunção, chamada hirsutismo, pode ter origem genética ou ser causada por ovário policístico, distúrbios nas glândulas adrenais ou ainda em consequência do uso de medicamentos.

De qualquer forma, a causa deve ser investigada por um médico, que solicitará exames específicos. Comprovado o hirsutismo, o especialista indicará o tratamento adequado. Não havendo disfunção orgânica, pode-se recorrer à estética para resolver o problema. Há muitos tratamentos que removem definitivamente esses companheiros indesejáveis, a exemplo do laser (veja detalhes no último capítulo deste livro).

Guia tira-dúvidas

Poucas áreas do corpo possuem uma coleção tão extensa de mitos como as que envolvem os cabelos e os pelos. Também não faltam crenças relacionadas ao ato de lavar, colorir, alisar e ondular as madeixas. Frente a tantas informações – nem sempre confiáveis ou verídicas –, você deve ter muitas dúvidas do que pode ou não ser feito para deixar seus fios saudáveis e bonitos. Alguns desses conceitos serão esclarecidos a seguir.

Cabelos perfeitos

- **Lavar** – cada pessoa tem uma necessidade, mas, em geral, o ideal é lavá-los dia sim, dia não, para que a raiz não perca a oleosidade natural que protege os fios (manto hidrolipídico) e é produzida naturalmente pelo couro cabeludo. Mas é importante saber que lavar todos os dias não provoca queda, como muitos pensam.
- **Temperatura da água** – deve ser morna. A água muito quente retira a oleosidade natural e danifica a cutícula do cabelo. Assim, os fios ficam mais porosos, sem brilho e sem resistência.
- **Tinturas** – muitos componentes químicos usados nessas formulações, como a amônia e o formol em concentração maior do que 0,5%, são tóxicos e podem causar danos não apenas aos fios, mas à sua saúde. Por isso, certifique-se de que o profissional que cuida da cor do seu cabelo usa produtos aprovados pela Agência Nacional de Vigilância Sanitária (Anvisa).

Essa informação deve constar na embalagem. Outra dica é esperar pelo menos um mês de intervalo entre uma tintura e outra, caso contrário você agride muito os fios e pode causar problemas como ressecamento e pontas duplas.

- **Secador** – se usado constantemente muito quente e próximo demais dos fios, pode danificá-los porque retira a umidade natural.

- **Hidratação dos Fios** – existem no mercado vários produtos específicos para cabelos fracos, quebradiços, longos, cacheados ou agredidos por químicas ou tinturas. O segredo é escolher o mais adequado e, ao aplicar, observar as recomendações de cada fabricante. Em geral, os cabelos podem ser hidratados semanalmente.

- **Queda** – o número de fios que caem por dia pode variar de 100 a 150. É importante observar se há aumento da queda – sinal de que está na hora de consultar seu dermatologista.

- **Problemas escondidos** – o aumento repentino no número de fios que caem pode esconder problemas como anemia, doenças da tiroide e até regimes com restrição para alguns alimentos. Pessoas que não comem carne vermelha, por exemplo, precisam encontrar outras fontes de ferro – que é um mineral muito importante para a saúde do fio. Procure seu médico para fazer uma boa avaliação clínica.

- **Xampus e condicionadores** – escolha de acordo com o tipo de cabelo: normais, oleosos, secos ou mistos. Prefira produtos da mesma linha. Enxágue bem para retirar completamente os resíduos. É mito achar que condicionadores podem permanecer no cabelo, a não ser que seja um produto sem enxágue – informação que vem escrita no rótulo.

- **Influência da Lua** – não há comprovação científica de que a Lua influencie o crescimento dos cabelos. E menos ainda que as marés alteram a umidade dos fios.

- **Corte e crescimento** – cabelos não devem ser confundidos com plantas – que precisam de podas para que cresçam mais

CABELOS

fortes e bonitas. O único benefício de cortá-los é melhorar as pontas duplas e manter o corte em dia.

- **Tomar vitaminas** – isso só ajuda os cabelos quando a pessoa apresenta carência de determinadas vitaminas, caso contrário, é inútil. É importante lembrar que vitaminas usadas sem indicação médica e em excesso prejudicam não só a saúde do cabelo, mas do organismo como um todo. Da mesma forma, é mito usar anticoncepcionais misturados ao xampu para fortalecê-los. Também não existem xampus que fazem os cabelos crescerem.

- **Fios molhados** – dormir com os cabelos molhados só prejudica a aparência dos fios, mas não é perigoso para a saúde deles e não apodrece a raiz.

- **Pontes de enxofre** – são estruturas internas dos fios que interligam a queratina. As pontes de enxofre são responsáveis não só pelo formato do fio, mas por grande parte da sua rigidez e elasticidade. Quanto mais cacheados os fios, mais difícil será alisá-los. Portanto, para fazer isso, mais química é usada.

- **Gel, pomada ou musse** – o gel é usado para modelar os fios, mudar o volume do cabelo e criar o efeito molhado. Já a pomada é indicada para cabelos secos e serve para dar acabamento e definir o penteado. A musse, quando aplicada nos cabelos úmidos, ajuda a modelar e dar volume. Quando espalhada nos cabelos secos, confere uma aparência mais leve e solta ao penteado. Em excesso, pode deixar o cabelo oleoso.

- **Grisalhos** – os fios ficam brancos porque perdem melanina, substância que dá cor também à pele. A ausência dessa proteína também deixa o cabelo mais opaco e ressecado. Por isso, é recomendável caprichar na hidratação e usar xampus menos agressivos, que contenham condicionador. Há, ainda, produtos específicos para cabelos grisalhos que geralmente possuem em sua fórmula maiores níveis de vitaminas, aminoácidos e emolientes para compensar a perda da melanina.

- **Sempre presos** – esse hábito pode causar marcas ou ondas e quebrar a fibra capilar, principalmente se o prendedor estiver muito apertado, o que facilita a queda. Nesses casos, pode ocorrer a chamada alopecia de tração.

Pelos do corpo

- **Cremes depilatórios** – contêm agentes químicos que, literalmente, destroem a haste do pelo, mas não a raiz. Em poucos dias, os pelinhos voltam. A contraindicação é a possibilidade de reação alérgica ao produto.

- **Púbis** – os pelos protegem a área genital contra contaminações externas, portanto, não é aconselhável depilar completamente essa região. Além disso, a cera (quente ou fria) pode machucar a pele e facilitar infecções oportunistas.

- **Depilação com cera** – o produto arranca os pelos próximos da raiz e deixam a pele livre deles por até 20 dias. O procedimento deve ser feito por profissionais e o ideal é você mesma comprar uma cera descartável e levá-la. Isso evita o problema de reutilização do produto, o que pode facilitar o aparecimento de foliculites (inflamação do folículo).

- **Depilação e sol** – procure depilar-se dois dias antes de se expor ao sol. Como a depilação, principalmente com cera, deixa a pele sensível e, às vezes, levemente machucada, você pode agredi-la e manchá-la ainda mais com esse procedimento.

- **Pelos encravados** – o uso frequente de cera também pode ocasionar encravamento dos pelos. Retido dentro do folículo piloso, o fio provoca uma reação inflamatória, algumas vezes grave, exigindo drenagem e até remoção cirúrgica.

- **Pinça** – geralmente usada para arrancar pelos do buço, queixo e sobrancelha, se não for manuseada por quem sabe e tem habilidade pode machucar a pele, deixando-a marcada.

- **Uso de lâminas** – a utilização desses aparelhos é rápida e segura, mas algumas pessoas têm alergia ao metal, apresentando avermelhamento e coceira. Além disso, o pelo cresce muito rapidamente e fica mais grosso.

- **Depilação definitiva** – a técnica mais indicada para isso é o *laser*, explicada no capítulo sobre tratamentos. A luz do aparelho é atraída pela melanina, pigmento escuro que existe na raiz. Mesmo que a pessoa seja morena, o *laser* consegue distinguir a melanina contida no pelo, eliminando-o eficientemente.

Sobrancelhas, a marca do seu olhar

- **Manter** – penteie a sobrancelha para os lados ou para cima com um pente apropriado e usado apenas para isso. Para deixá-las arrumadas, passe rímel transparente ou a umedeça usando uma escova de dente infantil (usada apenas para isso) com *spray* fixador de cabelos. Aí é só arrumar os fios.

- **Remover os fios** – se observar pelinhos a mais, tire-os com uma pinça, em local iluminado com luz natural. O momento ideal para fazer isso é após o banho, quando os poros estão abertos. Não use espelho de aumento, pois você pode acabar removendo mais pelos do que deveria. Para que a remoção não doa muito, pince no sentido do nascimento do pelo.

- **Formatos** – o melhor é o mais próximo do original, pois a tendência hoje é a escolha de sobrancelhas mais naturais. Existem profissionais no mercado, conhecidos como designers de sobrancelhas, que fazem um trabalho totalmente personalizado e retiram os fios, mantendo a harmonia dos traços do cliente. Depois, você pode apenas manter em casa, retirando os fios com uma pinça à medida que crescem.

- **Pode tingir?** – a cor dos fios da sobrancelha pode ser mudada com tintura. Mas o procedimento deve ser realizado por profissional especializado e com produtos específicos.

- **Cor** – de modo geral, a cor da sobrancelha deve seguir o tom do cabelo. Mas há exceções, como: quando muito claras, em pessoas de pele e cabelos claros, devem ser realçadas com tintura um ou dois tons mais escuros do que os cabelos. Já as sobrancelhas pretas dão aparência pesada ao rosto e pode-se clareá-las um ou dois tons. As falsas ruivas devem mantê-las no tom original do cabelo, se for marrom, ou mais claras, puxando para o ruivo.

- **Creme clareador** – é um procedimento indolor, mas funciona apenas para clarear a penugem que cresce acima da sobrancelha. É necessário tomar muito cuidado com os olhos ao aplicá-lo.

Não se esqueça dos cílios

- **Embelezar** – o rímel é o produto mais usado para destacar os cílios. Existem no mercado muitas opções, dos transparentes aos coloridos, sendo que os mais modernos ainda garantem hidratação e volume. Para mantê-los fortes e bonitos, é preciso retirar toda a maquiagem com produtos específicos.
- **Tingir** – assim como as sobrancelhas, podem ser coloridos por profissionais e com tintas especialmente formuladas para isso.
- **Curvar** – o curvex é a opção tradicional para curvar os cílios e deve ser aplicado após o rímel. O melhor é o térmico, que não danifica os fios. Existe ainda a opção de fazer permanente com profissionais especializados. Recentemente, foi lançado um produto de uso externo, que pode engrossar os fios. É um medicamento e deve ser receitado pelo médico.

capítulo 5

Sua pele e os hormônios

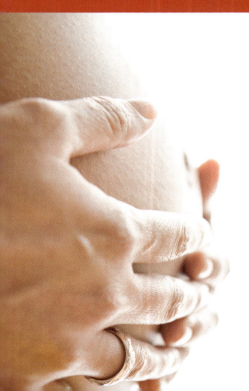

Mulher de fases

Estimativas mostram que, de cada cem mulheres, 35 sentem pelo menos algum dos 150 sintomas da temida tensão pré-menstrual (TPM). Alterações hormonais do ciclo são capazes de desencadear irritabilidade ou mesmo apetite por doces que as mulheres sentem nos dias que antecedem a regra. Além da irritação, muitas se sentem mais feias e acabam descontando a ansiedade na comida. A consequência são quilinhos extras.

O período mais crítico da TPM vai do dia que antecede a menstruação ao imediatamente posterior ao sangramento. Nessa fase, os hormônios estão em seu nível mais baixo e os sintomas são mais intensos, principalmente a cefaleia, a depressão, a vontade de chorar e as dores pelo corpo. Para piorar, também há diminuição de serotonina (substância produzida pelo sistema nervoso central e responsável pelo humor e pelo apetite).

Lembro-me, inclusive, do depoimento de uma paciente que procurou orientação médica para se tratar. Ao visitar uma fazenda durante um passeio com a família, ela teve um surto e, em plena TPM, brigou com os hóspedes, com o marido e com os filhos! No dia seguinte à briga, a pobre mulher se deu conta de que ultrapassara todos os limites.

Em geral, os sintomas da TPM desaparecem com a menstruação. Mas há situações em que o sinal amarelo acende, sobretudo quando os problemas se tornam mais intensos e acabam prejudicando não apenas seu desempenho profissional, mas as relações sociais com amigos e parentes.

Você tem dúvidas se é uma das vítimas da TPM? Experimente fazer por dois meses o exercício que eu vou propor. Entre um ciclo e outro, anote todos os dias os sintomas que você sente. Marque também a data de começo e do fim da menstruação. Finalizado o prazo de 60 dias, observe se o que a incomodou surgiu antes da regra e desapareceu logo após o sangramento. Se isso aconteceu, pode ter certeza de que você tem TPM.

Feita a descoberta, não se desespere. Hoje, existem tratamentos que minimizam os efeitos da tensão pré-menstrual por mais intensos ou incômodos que possam ser. Nesses casos, não tenha vergonha de procurar ajuda médica. Somente um profissional pode avaliar os sintomas, os estragos que causam à sua vida e, claro, a melhor forma para combatê-los.

O sonho da gravidez

Engravidar é um desejo alimentado por centenas de casais. Ainda hoje, muitas mulheres acreditam que só se sentirão realmente plenas e realizadas se tiverem um bebê. Embora realmente seja um dos momentos mais bonitos na vida de quem decide ser mãe, o corpo feminino passa por muitas transformações do momento da fecundação do óvulo ao nascimento do neném.

"Fiquei grávida de surpresa! Não havia planejado e ainda estava na faculdade. Tinha um ciclo regular e o atraso confirmou a gravidez". Esse foi o depoimento de uma paciente no consultório ao me contar como descobriu que estava grávida. A surpresa maior veio alguns meses depois. Como sua barriga estava muito grande e ela sentia enjoos e sono com frequência, resolveu conversar com seu médico. Ele pediu uma ultrassonografia e constatou a gestação de gêmeos.

Para a mulher, a gravidez representa ao mesmo tempo a realização de um sonho e um desafio que precisa ser enfrentado. Mesmo assim, sempre é um período especial, no qual ocorrem mudanças no corpo e na mente, que nos tornam melhores e mais maduras. Nesse período, a pele fica sensível e pode coçar muito. Existem também doenças específicas da gravidez, como herpes gestacional, além de manchas, estrias, celulite e varizes, que afetam a autoestima em um momento extremamente delicado.

Como vimos no capítulo 2, o melasma também é frequente entre as grávidas. Ocorre por causa do aumento de alguns hormônios, que deixam a pele sensível à luz solar. As estrias representam um pesadelo e podem ocorrer por causa do aumento de peso, com estiramento da pele além do seu limite, ou pela tendência genética – vale lembrar que a coceira exagerada no local também facilita o seu aparecimento!

Antes de falar sobre os tratamentos mais indicados para as gestantes, é importante destacar que, nesse período, existem produtos que são proibidos – a exemplo dos ácidos, como o retinoico (combate o envelhecimento precoce), hidroquinona e alguns antibióticos. O cuidado é necessário porque existem chances de as substâncias causarem danos ao feto.

Outro cuidado é evitar a exposição prolongada ao sol. Isso é necessário para evitar o aparecimento de manchas. Aqui vale um parêntese. Há uma linha escura, absolutamente normal, que surge no centro da barriga da gestante. Conhecida como alba, tende a desaparecer logo após o nascimento do bebê.

É sempre bom enfatizar que não há proibição em relação ao sol, se observados alguns cuidados. A gestante pode se expor desde que use filtro solar, e faça isso até as 11h ou após as 15h. Entre 11h e 15h, aumentam os riscos de câncer de pele, além de problemas de avermelhamento e queimaduras na pele.

Antes e depois da exposição ao sol, o carinho com a pele precisa ser constante. Como passa por muitas transformações, a hidratação adequada é muito importante para mantê-la saudável. Produtos à base de ureia, alantoína e vitaminas melhoram a elasticidade, prevenindo o aparecimento de estrias à medida que a barriga cresce e a pele se distende. É bom passar hidratante também na região dos quadris e seios, pelo menos duas vezes ao dia. Uma opção interessante são os óleos corporais, que formam uma espécie de filme sobre a pele, o que impede a perda de água.

Cuidados especiais

Do mesmo modo que a barriga cresce, os seios também aumentam de tamanho durante a gestação. Por isso, pelo menos na primeira fase da gravidez é importante massageá-los constantemente com hidratantes para que a elasticidade da pele se mantenha. Além disso, a gestante deve evitar roupas apertadas, tecidos sintéticos e tudo que cause irritação.

Os mamilos merecem atenção especial. Ao contrário do resto do seio, não devem ser hidratados para não ficarem muito finos e sensíveis. Desde o início da gravidez, já prevendo a amamentação, aconselha-se que a gestante passe uma escova de dente ou uma buchinha, sempre na hora do banho, para que a pele vá engrossando paulatinamente. Esse procedimento é importante porque, quando a criança sugar o leite, os mamilos ficarão úmidos e, para evitar feridas, a pele precisa estar mais resistente.

Como vimos no capítulo 3, os seios precisam de uma boa sustentação para que não fiquem flácidos. No caso das gestantes – quando a mulher aumenta de peso e as mamas crescem –, é muito mais importante investir em sutiãs confortáveis, que cumpram essa função. Esse acessório não pode apertar ou ter detalhes que causem desconforto. E devem ser usados todos os dias. Após o nascimento, há modelos específicos que facilitam a amamentação.

Para evitar a flacidez, um ponto importante é cuidar da dieta. O ganho de peso esperado nessa fase varia de nove a 12 quilos durante a gestação. Mas isso é possível apenas com equilíbrio e bom senso. Se engordar demais, a mulher tende a ficar mais flácida depois da gravidez e até ter mais dificuldade para perder peso. Dependendo da idade, são inúmeros os problemas de saúde que chegam com os quilinhos extras. Hipertensão e diabetes são apenas dois deles, que comprometem o parto e a sua saúde.

Nessa fase, é bom manter uma alimentação balanceada, com proteínas, pouca gordura, vitaminas e muito leite. Para a proteção da pele, invista em alimentos como cenoura, tomate e laranja. Ricos em betacaroteno são potentes antioxidantes e fazem muito bem aos cabelos e ao desenvolvimento e manutenção da estrutura da pele e das mucosas que revestem intestinos e vias respiratórias. Seguindo esses cuidados, você consegue ficar de bem com o seu peso e curtir uma das fases mais especiais da vida da mulher.

Cabelos e unhas: o que fazer?

Com tantas preocupações – exames a ser feitos e preparativos para o bebê que vai chegar –, é normal a gestante relegar o cuidado com os cabelos a segundo plano. Por isso, é importante manter um corte prático, que não a incomode. Como as tinturas estão proibidas, vale investir em hidratantes e banhos com cremes para deixá-los sedosos.

Na gravidez, os hormônios femininos estão mais altos e favorecem o brilho dos cabelos. No entanto, uma alimentação rica e equilibrada é essencial para a sua saúde.

Já as unhas crescem mais rapidamente nessa fase. Em algumas mulheres, são fortes e saudáveis, mas em outras descamam e racham. Esses problemas são decorrentes da falta de nutrientes. Para compensar, o médico pode passar complementos e vitaminas.

Como pés e mãos tendem a ficar mais inchados – sobretudo nos meses finais da gravidez –, as unhas também ficam mais frágeis. Para evitar problemas, é bom mantê-las curtas e com formato quadrado para não encravarem. E nada de cutucar muito a cutícula para não adquirir micoses!

Nem melhor nem pior, apenas diferente

Da mesma forma que a primeira menstruação muda a vida de uma menina – afinal, ela descobre sua sexualidade e o começo de uma fase fértil –, a menopausa traz alterações físicas e psicológicas significativas para a mulher. O relógio biológico não perdoa e, por volta dos 50 anos, dá o alerta de que a fase reprodutiva está chegando ao fim. Como nossos óvulos envelhecem, uma gravidez tardia é vista com preocupação pelos médicos. A simples menção da palavra menopausa causa arrepios e não são raras as que a enxergam como o fim da vida sexual ativa. Para piorar, sentem sintomas como calores, suores repentinos, ficam irritadas, deprimidas e ansiosas sem razão aparente.

Uma senhora muito simpática me contou sua história. Disse que ficou viúva cedo e sempre trabalhou com muita animação para criar seus filhos. Quando a menopausa chegou, ficou tão deprimida que não conseguia levantar da cama. Procurou ajuda médica e vários deles disseram que era assim mesmo e que ela apenas deveria esperar essa fase passar. Não satisfeita com a resposta, continuou procurando outros profissionais até encontrar um que prescreveu a reposição hormonal. Segundo ela, somente a partir daí conseguiu reviver e escapar da depressão.

O aumento da expectativa de vida (as mulheres chegam facilmente aos 80 anos) faz com que pelo menos 30 anos transcorram nessa fase. Portanto, é necessário que existam alternativas para manter a qualidade de vida em um momento em que a mulher passa por profundas mudanças físicas e emocionais, tendo que conviver também com a síndrome de ninho vazio – quando os filhos abandonam a casa dos pais para seguir sua própria vida.

A produção dos hormônios femininos começa na puberdade e atende a várias funções como, por exemplo, deposição de gordura sobre os quadris, crescimento das mamas, desenvolvimento do aparelho genital feminino e lubrificação vaginal. Os estrogênios têm efeito sobre o humor e a sexualidade, prevenindo a perda da massa óssea, e tornam a mulher menos suscetível às doenças do coração.

Acredita-se que influenciam ainda aspectos como memória, grau de atenção e até têm a capacidade de reduzir a incidência de Alzheimer (doença degenerativa que causa perda progressiva da memória). Na menopausa, há uma progressiva queda na produção dos hormônios que causam alterações genitais, como a secura vaginal – que dificulta o ato sexual, podendo ocasionar dor.

Por conta disso, hoje existem tratamentos que tentam minimizar os sintomas da menopausa. Além da reposição hormonal, outra alternativa – ainda sem comprovação científica – é o uso da isoflavona. Este fitoestrógeno é uma substância natural produzida pelas plantas com estrutura química diferente dos estrógenos, mas que atua de maneira semelhante. Elas combatem o processo natural do envelhecimento, compensando os danos causados pela diminuição dos hormônios femininos. E também melhoram o tônus e a hidratação da pele.

Nas formulações tópicas, utiliza-se a íris iso ou o extrato glicólico de soja em concentrações variáveis. A genistaína, outro derivado da isoflavona, tem função anticarcinogênica e antioxidante. Assim, protege a pele dos danos crônicos causados pelo sol.

A decisão sobre fazer a reposição hormonal ou não passa por uma longa conversa entre médico e paciente para avaliar riscos e benefícios de cada caso. Existem mulheres cuja prevalência de câncer de mama na família é muito alta. Nesse caso, não se pode ignorar o risco com relação à ingestão de hormônios. Mesmo assim, há alternativas que podem ser utilizadas.

É importante lembrar que existem muitas opções para fazer essa reposição – de hormônios sintéticos a naturais, que podem ser ingeridos oralmente, a implantes subcutâneos e até adesivos. Há algum tempo foi publicado um estudo americano que condenava a reposição hormonal. Quando os estudiosos reavaliaram o trabalho, notaram que havia muitos pontos controversos. As mulheres que participaram do estudo eram mais idosas e o hormônio era agressivo, motivo pelo qual não era possível tirar conclusões muito abrangentes.

Portanto, hoje os médicos levam em conta os riscos e os benefícios de cada caso. Além disso, respeitam a chamada "janela de oportunidade". Esse termo significa que, se a opção for pela reposição hormonal, ela deve ser feita na primeira fase do climatério, quando o corpo feminino ainda não sofreu repercussões da falta de estrogênio.

Atualmente, há no mercado nacional uma grande quantidade de produtos usados em terapia de reposição hormonal (TRH). Nas mulheres que têm útero, a prescrição mais comum é a associação de estrogênios a progestogênios (esses últimos são aplicados com a finalidade de prevenir o crescimento do endométrio, a parte interna do útero). Já as mulheres que retiraram cirurgicamente esse órgão podem usar somente os estrogênios.

Minha pele mudou. E agora?

Na menopausa a pele sofre um sério ressecamento, pois a produção de ácido hialurônico, responsável pela retenção de água, está diretamente ligada à quantidade de estrógeno. Essa característica é igualmente percebida na mucosa vaginal, que se torna áspera, seca, menos elástica e suscetível a coceiras e a infecções por microrganismos. Por estar mais delicada e sensível, a epiderme apresenta uma tendência maior a reações alérgicas causadas por substâncias químicas, como cosméticos e produtos de limpeza. A pele das mãos e dos pés torna-se mais grossa e áspera, com a possibilidade do surgimento de dolorosas rachaduras, em especial nos calcanhares.

Como na menopausa há perda acelerada do colágeno, a pele se torna mais flácida e enrugada. O rosto – parte do corpo que fica mais exposta – fica propenso ao aumento de vascularização, em função dos calores repentinos. Por isso, é tão importante lançar mão de cosméticos e de produtos ou tratamentos que "devolvam" à pele os nutrientes e outras substâncias que ela perde com a passagem do tempo.

Além de ficar vermelha e quente, na pele surgem as telangectasias (pequenos e finos vasos que "arrebentam" na superfície da epiderme). Para evitá-los, é importante procurar orientação médica e aplicar produtos apropriados. Durante a menopausa, aumenta a incidência de gordura localizada e celulite. Por isso, é tão importante levar uma vida mais regrada, com uma alimentação saudável e equilibrada e, claro, praticando exercícios físicos regularmente.

Guia tira-dúvidas

Estudos mostram que a dieta tem um papel fundamental nas principais fases da vida da mulher: na TPM, na gravidez e na menopausa. Isso porque uma alimentação balanceada, que privilegia frutas, sucos, proteínas, pouco açúcar e pouca gordura, atua equilibrando os hormônios responsáveis pelos sintomas da tensão pré-menstrual e repondo nutrientes importantes para o feto e para você na menopausa. A seguir, você vai conhecer dicas importantes para enfrentar cada uma dessas fases e extrair delas o melhor possível.

Farmácia caseira

- **Coquetel antiTPM** – além dos exercícios físicos regulares, procure ter uma dieta equilibrada com verduras, frutas e alimentos que atuam como diuréticos (melancia, alcachofra, aspargo, salsa, agrião). Como a tendência à retenção de líquidos nessa época é grande, esses alimentos ajudam a eliminar toxinas.
- **Evite** – sol em excesso, frituras, álcool, mate, chá preto, carne vermelha, refrigerantes, doces, açúcar em excesso e embutidos. Alguns desses alimentos facilitam a retenção hídrica, aumentam o inchaço e a irritação, além de comprometerem o seu sono.

Cuidados na gravidez

- **Gravidez e movimento** – se a gestação não for de risco, você pode e deve fazer exercícios físicos. Os mais indicados são os de baixo impacto, como a hidroginástica e caminhadas leves – mas sempre com supervisão médica.

- **Pele sensível** – a pele fica ainda mais sensível e, com o estiramento normal dessa fase, tende a ganhar estrias. A melhor forma de evitar esse problema é hidratá-la com produtos apropriados (que não afetem o bebê) no mínimo duas vezes ao dia e a barriga, três vezes. O filtro solar deve ter FPS de no mínimo 30.

- **Pernas descansadas** – nessa fase, é grande a tendência de as pernas incharem. Isso acontece principalmente no início do terceiro trimestre, quando o útero, com o crescimento do feto, passa a comprimir os vasos da região pélvica. Assim, o retorno do sangue fica comprometido. Para aliviar o desconforto, é importante usar meias elásticas de média compressão. Medida que ajuda a não aumentar o inchaço é não ficar longos períodos de pé ou sentada. Colocar as pernas para cima é outro cuidado que ajuda a estimular o retorno do sangue, diminuindo o inchaço. Após o dia de trabalho, experimente deitar de lado com as pernas sobre um travesseiro.

- **Tinturas e química** – tinturas e produtos para alisamento ou permanentes em geral contêm amônia, benzeno e até formol. Essas substâncias podem ser absorvidas pelo couro cabeludo – que é uma região vascularizada – e chegar ao bebê, comprometendo sua formação. Especialistas proíbem seu uso pelo menos nos três primeiros meses (quando a chance de ocorrer má formação fetal é maior), mas há quem condene seu uso durante toda a gestação.

- **Fisioterapia** – para gestantes que pensam em realizar um parto normal é interessante fazer exercícios específicos para a área pélvica. O objetivo dessa "ginástica" é fortalecer a musculatura na região para a hora do parto e evitar problemas futuros.

- **Alimentos crus** – nessa fase, evite alimentos crus – sobretudo peixes e carnes. Redobre a atenção e o cuidado ao higienizar legumes, verduras e frutas.
- **Pré-gravidez** – se você tem planos de engravidar, pelo menos três meses antes procure um médico para realizar exames de pré-natal e se preparar para esse momento tão especial.
- **Pós-gestação** – mesmo depois que o bebê nasce, é preciso prestar atenção aos produtos que você passa nos cabelos. É que, durante a amamentação, podem surgir alergias na mãe que trazem consequências também para o bebê. É melhor, nessa fase, evitar químicas.

Menopausa, uma etapa delicada

- **Reposição hormonal** – o assunto é polêmico. Antes de se decidir por esse tipo de tratamento, é importante conversar franca e abertamente com seu médico. Ao iniciá-lo, aprenda tudo sobre os medicamentos e fique atenta aos sintomas e efeitos colaterais. Em caso de dúvidas, fale novamente com seu médico. Mas saiba que hoje existem associações com compostos naturais que fazem a reposição.
- **Alimentação** – por conta da diminuição da ação estrogênica, o colesterol e os triglicérides tendem a subir. Assim, evite alimentos calóricos, frituras e carboidrato em excesso. Tenha uma dieta saudável à base de saladas, verduras e carnes magras. É importante consumir cálcio (derivados do leite, verduras verdes) e vitamina D (salmão, sardinha, ovo e cogumelo) para prevenção óssea.
- **Exercício** – a atividade física, que corresponde a uma caminhada de 30 minutos por dia, é importante nessa etapa da vida feminina. Além de ajudar na manutenção dos níveis de

colesterol e triglicérides e diminuir o risco cardiovascular, também previne a osteoporose.

- **Osteoporose** – a perda óssea se agrava, aumentando a incidência de osteoporose. Assim, atitudes como atividade física regular, dieta rica em cálcio e exposição ao sol (dez minutos no início da manhã ou no final de tarde) são recomendáveis.
- **Estresse** – por causa de alterações hormonais a menopausa é uma fase de fragilidade emocional. A mulher precisa reservar tempo para atividades físicas e de lazer, que alterem a rotina diária. Opte também pelas terapias antiestresse, massagens, acupuntura e ioga.
- **Risco cardiovascular** – na menopausa, a mulher tem o seu risco cardiovascular aumentado, elevando a incidência de infartos e derrames (acidentes vasculares cerebrais). Dessa forma, há necessidade de mudança de hábitos de vida como tabagismo e consumo excessivo de álcool, além do controle ou prevenção da pressão arterial e do diabetes.
- **Sono** – a menopausa pode alterar a qualidade do sono. Formas para contornar a insônia são: ir para cama somente quando estiver com sono, caso não consiga dormir em 20 minutos, levante-se e faça outra coisa, retornando à cama quando estiver sonolento. Não tire sonecas durante o dia, não fume ou ingira café até seis horas antes de dormir; não faça exercício físico três horas antes de ir para a cama; e não coma duas horas antes de dormir. Além desses cuidados, afaste qualquer relógio do seu campo de visão quando estiver na cama.

capítulo 6

A pele do homem

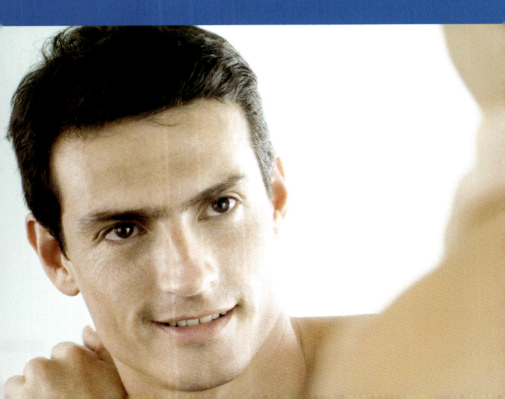

Pinturas de guerra e de paz

Há quase dez mil anos, eles começaram a enfeitar o corpo nos rituais religiosos e de combate. No antigo Egito, destacar os olhos e perfumar o corpo era comum entre os faraós. Em outros períodos da história, os homens pintavam olhos e lábios, depois usaram perucas e até aplicaram pintas postiças no rosto.

Com o tempo, mudanças culturais foram contrapondo o conceito de virilidade ao da feminilidade. Aí, os cuidados masculinos se limitaram aos da higiene corporal e aos produtos para barbear. Até pouco tempo, a única preocupação estética que levava os homens ao dermatologista era a calvície. Foi apenas a partir dos anos de 1990 que esse quadro começou a mudar para valer.

Ter um corpo saudável e bonito, prevenir doenças, livrar-se de incômodos estéticos, como a acne e o excesso de pelos, passaram a fazer parte da lista de cuidados do homem para manter sua autoestima. Esses novos hábitos ganharam reforço com a exigência cada vez maior da boa aparência para compor a imagem profissional. Surgiu até o termo metrossexual para definir o perfil desse novo homem que representa a geração dos bem cuidados e extremamente vaidosos.

Hoje, quando olho minha agenda e vejo o número de homens que vem em busca de tratamentos que unem saúde e beleza, chega a parecer inacreditável que essa mudança seja tão recente. Fica claro também, pelo constante aumento da procura por um dermatologista, como eles estavam ansiosos para se cuidar sem qualquer preconceito.

Diferenças fundamentais

Embora tenha a mesma função de proteger o corpo como a pele feminina, a masculina apresenta diferenças fundamentais. Características hormonais a deixam 25% mais espessa e com mais colágeno e elastina – o que retarda o seu envelhecimento.

Além disso, possui mais glândulas sebáceas, o que a torna predominantemente peluda e com cabelos mais oleosos. Outra diferença é o grande número de glândulas sudoríparas, que provocam a sudorese excessiva. Na adolescência, por exemplo, quando os hormônios são mais estimulados, isso se reflete pelo odor forte dos pés (o famoso chulé). Para combater esses problemas, existem produtos específicos para homens, com atuação antitranspirante e duração prolongada por até 24 horas.

A pele masculina também está mais sujeita a agressões externas, a começar pelo barbear diário – que a torna mais irritável. Além disso, os homens consomem mais bebidas alcoólicas e cigarros, fatores que também têm influência negativa sobre a cútis.

A grande produção de sebo nas áreas com maior concentração de glândulas sebáceas, como face, tórax e costas, pode favorecer o surgimento da acne, tanto na adolescência quanto na maturidade. Nessas situações, eles diferem pouco da mulher (leia mais sobre acne no capítulo 2 deste livro). Disfunções ligadas aos fios, como a foliculite, pelo encravado e até a seborreia do couro cabeludo são mais comuns nos homens. De todos os problemas, o que causa maior preocupação estética, sem dúvida, é a calvície.

É dos carecas que elas gostam mais?

Já se foi o tempo em que os homens se consolavam com ditos populares que valorizavam a falta dos cabelos. A perda dos preciosos fios sempre foi o principal motivo da ida ao dermatologista. E durante séculos foi um problema sem solução. Até que uma substância chamada finasterida mudou totalmente as perspectivas para os herdeiros desse drama familiar masculino.

A palavra herdeiros aqui é oportuna porque a calvície é um processo de afinamento contínuo dos fios, comandado pela genética. Além da hereditariedade, os hormônios masculinos têm participação importante na disfunção. A maior parte dos casos se revela entre 18 e 30 anos de idade e ocorre vagarosamente.

O fio fica cada vez mais fino, transformando-se em penugem. Essa ação não é sincronizada, ou seja, nem todos os fios passam por isso ao mesmo tempo. A distribuição no couro cabeludo é abrangente. Por exemplo, a área próxima ao pescoço é pouco afetada. O mais comum é a perda na região frontal ou no topo da cabeça, quando não nas duas áreas.

Há alguns anos, era impossível imaginar um tratamento eficiente para prevenir e tratar a calvície masculina. Quem tinha pai ou avô careca, se considerava condenado a perpetuar o visual da família. Atualmente, posso afirmar que "só é calvo quem quer" porque, com auxílio médico, é possível obter excelentes resultados para prevenir e melhorar a calvície (conhecida clinicamente como alopecia androgenética masculina).

Culpa dos hormônios

Foi a partir dos anos de 1970 que o segredo da influência dos hormônios passou a ser desvendado. Sabe-se hoje que a testosterona, hormônio masculino, passa por um processo complexo que a transforma em outro hormônio (diidrotestosterona ou DHT), responsável pela miniaturização do fio e, consequentemente, por sua queda. O principal meio de inibir essa ação é utilizando a finasterida.

Minha experiência clínica com esse medicamento tem sido muito positiva. Trata-se de uma droga segura, que não causa danos ao fígado ou outros efeitos sistêmicos. Também não está associada ao desenvolvimento do câncer de próstata, sendo, em alguns casos, até usada para melhorar a hiperplasia prostática.

Apenas um médico pode prescrever o medicamento, após analisar criteriosamente cada caso. Nessa conversa, esse profissional é capaz de reduzir a sua ansiedade, inclusive, sobre os efeitos colaterais, principalmente no que se refere à influência na vida sexual. Cerca de 1% dos meus pacientes, especialmente aqueles acima de 40 anos, queixam-se de diminuição da libido – efeito que é reduzido com a continuidade do uso.

Em geral, após quatro meses da ingestão do medicamento, já se observa a melhora desse quadro. A queda de cabelo é a primeira a ceder. Em seguida, ocorre aumento da densidade capilar. Por volta de um ano de tratamento, o paciente atinge o máximo de densidade capilar e, em seguida, ocorre sua manutenção.

Além da finasterida, existem outros medicamentos tópicos, como minoxidil e alfa-estrodiol. Há ainda os tratamentos auxiliares, como lasers específicos para estimular o crescimento do fio. Outra opção é o transplante de fios da área occipital (parte posterior do crânio) para a calva. Para saber detalhes desses procedimentos, consulte o próximo capítulo deste livro.

Ritos de passagem

Assim como o crescimento dos seios prepara as meninas para uma nova fase da vida, os pelos que invadem o rosto e os genitais dos garotos anunciam a passagem para a adolescência. Os folículos que originam os fios já estão presentes desde a vida fetal, no queixo do bebê. Mas ficam em repouso até a puberdade, quando os hormônios masculinos estimulam o seu aparecimento na face.

A barba se completa por volta dos 22 anos de idade e acompanha a vida do homem até a senilidade, quando os pelos de todo corpo começam a rarear. A quantidade de fios na barba varia de acordo com fatores genéticos, hereditários e raciais.

Aparar ou raspar parte desses pelos, principalmente no rosto, passou a fazer parte da rotina de higiene e estética dos homens. É corriqueiro o fato de que as empresas preferem os profissionais sem barba aos barbudos, por mais bem cuidados que estejam os longos fios.

A função do pelo é proteger a pele (veja sua estrutura na ilustração abaixo) e o ato de barbear funciona também como uma massagem que previne o envelhecimento. Porém, é um processo agressivo, principalmente se realizado de maneira inadequada ou com produtos de má qualidade. Todos os cuidados são importantes, desde a preparação da pele até a finalização.

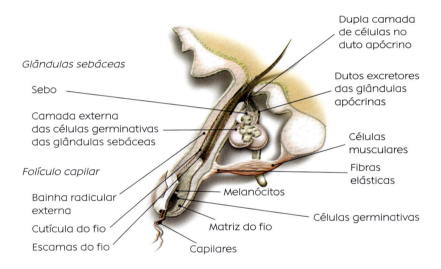

O desafio dos fios

Fazer a barba com facilidade tem os seus segredos. As dúvidas começam com o tipo de aparelho ou método a ser adotado: lâminas, barbeador elétrico, a tradicional navalha ou depilação? Estudos revelam que o barbear com lâminas flutuantes é o processo menos agressivo, pois não machuca e não resseca tanto a pele do rosto.

Uma barba bem-feita começa com uma limpeza cuidadosa, enxaguando e secando bem o local. O produto de barbear serve para amolecer os pelos, facilitando o deslizar da lâmina e diminuindo a irritação da pele. Hoje, o mercado oferece diversas formulações específicas em géis, espumas, musses e cremes adequados a cada tipo de pele.

É bom lembrar que o hábito de cortar o pelo no sentido contrário ao crescimento não é recomendável. Além de retirar mais pele, obstrui o poro (óstio) o que causa uma inflamação chamada foliculite. Para o pós-barba há loções, géis e cremes que amenizam as irritações e acalmam a pele. Compressas geladas de chá de camomila também ajudam. Só não é recomendável usar produtos quem contêm álcool.

Quanto menos pelos, melhor

O excesso de pelos incomoda o homem disposto a acompanhar o novo padrão de beleza e higiene, que contempla a pele mais lisa e com pelos discretos. Costas peludas ocupam o primeiro lugar na lista de preocupações masculinas com a beleza; em segundo, a rotina diária do barbear; e em terceiro estão os pelos da nuca e do tórax.

Os métodos tradicionais de depilação usados pelas mulheres, como a cera quente ou fria e o *roll-on*, não interessavam aos homens que sempre os consideraram procedimentos femininos e dolorosos.

Mas, com a técnica de depilação a laser, a população masculina passou a procurar médicos especialistas para se livrar dos fios a mais. Existe um tipo de laser para cada caso e com seis sessões, em média, o excesso de pelos pode ser eliminado definitivamente.

Embora seja mais grossa e resistente, a pele masculina exige cuidados especiais e diários, como a pele feminina. A diferença fica a cargo dos produtos específicos para elas e para eles. Além da linha pré e pós-barba, já existem formulações *for men* de hidratantes, produtos anti-idade, desodorantes e filtro solar – alguns com ativos que previnem a acne e combatem o envelhecimento precoce. Aliás, os homens podem e devem fazer uso de produtos como cremes anti-idade com ácidos ou com substâncias antioxidantes.

É importante lembrar que a ação preventiva mais importante tanto para evitar o câncer como o envelhecimento precoce é o protetor solar, com formulações especiais *for men* e com aplicações diárias. Pela característica de possuir grande concentração de glândulas sebáceas e produzir mais sebo, a pele masculina pode sofrer com as formas mais intensas e severas da acne, que deixa marcas e cicatrizes difíceis de serem suavizadas. O tratamento é o mesmo indicado para os diversos graus da acne, apresentados no capítulo 7 deste livro.

A pele dos homens pode demorar mais um pouco para envelhecer, mas suas rugas e sulcos são bem profundos e marcantes. É importante intervir antes que as marcas estejam muito acentuadas. Os tratamentos usados são *peeling*, laser, preenchimentos e toxina botulínica. Já para as bolsas pesadas sob as pálpebras, um dos principais desafios para a estética masculina, recomenda-se a blefaroplastia (veja na página 146).

Hidratação e pequenos cuidados

Tanto quanto a pele feminina, a masculina precisa ser hidratada. Mas é preciso atenção ao escolher o produto, que precisa ser próprio para homens, por causa das particularidades da produção de óleo, das agressões sofridas pela pele com o barbear diário e da presença de pelos em todo corpo. Cuidados especiais também devem ser dispensados aos pés e às unhas. Sempre que possível, os homens devem usar meias de algodão porque absorvem o suor, o que faz com que a pele respire. Após o banho, um cuidado importante é secar bem a região entre os dedos para evitar a proliferação de fungos e frieiras.

Mesmo tendo aumentado a preocupação com a beleza saudável, é comum os homens cuidarem pessoalmente das unhas, principalmente as dos pés. O ideal é recorrer a um profissional especializado mensalmente. Caso opte pela solução caseira, prefira o momento após o banho, quando elas estarão menos duras. Corte-as em formato quadrado para que não penetrem nos cantos ao crescer. Ao comprar os sapatos, conforto é fundamental. Por isso, evite os modelos com bicos finos.

Guia tira-dúvidas

Quando o assunto é pele, há diferenças entre homens e mulheres. A pele deles tende a ser mais oleosa – resultado da presença de glândulas sebáceas em maior quantidade. Além disso, a testosterona (hormônio masculino) estimula a ação dessas glândulas, fazendo com que mantenham a pele hidratada. Em parte por isso, o envelhecimento se dá em ritmo mais lento. Como possui mais fibras de colágeno – que lhe dá firmeza e deixa a pele mais espessa –, a perda de água e nutrientes também é mais lenta. A seguir, você vai aprender a lidar com essas diferenças tão sutis.

- **Barbear** – fazer a barba diariamente não prejudica a pele, mas estimula os folículos pilosos e aumenta a oleosidade. Comece lavando o rosto com água morna, enxaguando e secando bem a face. Use um produto para facilitar a raspagem e diminuir a agressão da lâmina, que deve ser do tipo flutuante.

- **Cada pele, um cuidado** – os géis são indicados para peles oleosas ou com acne. Já os cremes formam uma película protetora, fazendo a lâmina deslizar facilmente, mas devem ser evitados em peles com excesso de oleosidade. As espumas amolecem os pelos e ajudam a barbear os fios mais grossos da barba cerrada. Seja qual for a espessura do fio, o corte deve ser feito sempre no sentido do crescimento do pelo para não obstruir o poro e encravá-lo.

- **Pós-barba** – depois do barbear, enxágue o rosto com água fria e aplique um produto para cicatrizar, hidratar e acalmar. Loções e géis são indicados, desde que não tenham álcool.

- **Tipos de pele** – a oleosa é brilhante, tem poros dilatados e propensão à acne. A mista é oleosa no centro da face e seca nas laterais. A seca é opaca, descama facilmente e tem propensão a rugas.

- **Lavar o rosto** – a pele oleosa pode ser limpa com sabonetes para desengordurá-la. Para pele seca, prefira os neutros ou cremes e leites de limpeza para hidratar. Já existem produtos específicos para limpar a pele masculina.

- **Acne facial** – não utilize cremes de barbear que contenham álcool, pois podem causar ardor e irritação. Use produtos *oil* e *álcool-free* e não comedogênico, de preferência indicado por um médico.

- **Lâminas** – aparelhos de boa qualidade podem ser usados em média de três vezes a cinco vezes e, posteriormente, substituídos. O produto perde o corte e pode encravar o pelo. O barbear com lâmina tem fama de engrossar a barba, mas não é verdade. O que acontece é que ao cortar o fio ele se torna pontudo, o que dá a impressão de estar mais grosso.

- **Hidratantes** – assim como nosso corpo precisa de água, a pele não "sobrevive" sem hidratação. Os hidratantes masculinos são formulados considerando a produção maior de oleosidade e a presença dos pelos. O seu uso deve ser diário.

- **Banho** – em todas as épocas do ano, a água do banho deve ser morna. Água quente destrói o manto que protege a pele. É bom também usar sabonetes mais neutros. Ao se enxugar, não passe a toalha com força e crie o hábito de aplicar o hidratante corporal específico para pele masculina ainda no banho.

Calvície e outros mitos

- **Finasterida e sexualidade** – estudos clínicos revelaram que 1,8% dos homens que tomaram o medicamento queixaram-se de baixa da libido, contra 1,3% dos que utilizaram placebo. Esse efeito diminui com a continuidade do tratamento e, logicamente, desaparece após sua interrupção. A prescrição do medicamento deve ser feita e acompanhada por médico especializado. E seu uso, ao contrário do que se pensa, não impede que o homem engravide a mulher.

- **Anabolizantes** – esses produtos são esteroides sexuais, drogas relacionadas à testosterona, e estimulam ainda mais a produção de sebo, causando formas graves da acne. Além disso, prejudicam o fígado.

- **Filtro solar** – pesquisas indicam que muitos homens ainda consideram o uso do filtro solar necessário apenas na praia, piscina ou na prática esportiva. A pele masculina também está sujeita ao fotoenvelhecimento, manchas e câncer. Portanto, depois de hidratar a pele, use filtro solar diariamente, com fator 15 (pelo menos) e proteção para raios UVA e UVB. Isso vale para dias ensolarados e nublados, da primavera ao inverno. Existem produtos, também formulados para pele masculina, que associam hidratantes com protetor solar – sendo muito práticos e eficientes.

7

capítulo

Os principais tratamentos

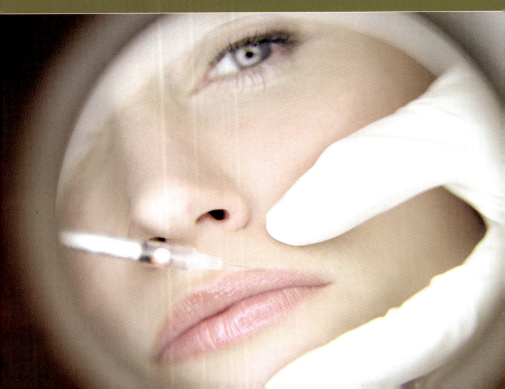

De mãos dadas com a tecnologia

Há 20 anos, quem tinha marcas de expressão e manchas senis ou de exposição prolongada ao sol – só para citar alguns exemplos – precisava aceitá-las como parte do processo de envelhecimento. No máximo, podia recorrer a uma oferta não tão grande de cremes para manter a pele hidratada. Hoje, não.

A ciência e a tecnologia evoluíram tanto que colocam ao nosso alcance tratamentos de última geração para eliminar esses e outros sinais do tempo. A cosmiatria acompanhou essas inovações e desenvolveu substâncias mais eficientes, usando até a nanotecnologia (parte da física que estuda partículas milimétricas) para criar ativos que produzem resultados cada vez melhores.

Na parte de tratamentos, os *peelings* chegaram para ficar. Além deles, foram descobertos procedimentos como preenchedores e toxina botulínica para melhorar sulcos e rugas. A última palavra na área fica por conta do laser e da luz pulsada que, com múltiplas aplicações, combatem do envelhecimento precoce à estria e celulite. Diante de tantas possibilidades, podemos dizer com certeza que, atualmente, só fica com a aparência cansada e envelhecida quem quer.

Cuidados que são parte da rotina

O segredo de uma pele bem tratada é um só: começar a cuidar dela desde cedo. Ao usar os cosméticos certos diariamente, você consegue uma pele bonita por mais tempo – sem a necessidade de fazer intervenções mais agressivas.

Quanto antes começar o ritual de limpeza, hidratação e fotoproteção, melhor. À medida que o tempo for passando, serão necessários apenas pequenos retoques. Lembre-se de que também na dermatologia, menos é mais.

Nos quadros adiante, separamos os procedimentos mais indicados para combater rugas, marcas de expressão e envelhecimento precoce, a partir de que faixa etária eles são mais indicados. Lembre-se de que eles servem apenas para orientá-la e que mesmo os tratamentos propostos não substituem o cuidado diário de limpar, hidratar e proteger a pele nem a consulta com o médico de sua confiança. Ele é o profissional mais indicado para avaliar o estado de sua cútis e o que precisa ser feito para deixar a aparência mais natural possível.

Idade	Tratamentos indicados para o rosto
Todas as idades	Cuidados diários de limpeza, hidratação e fotoproteção.
Antes dos 20 anos	Tratamento para acne (se for o caso), além de limpeza, hidratadação e fotoproteção.
20 a 25 anos	*Peelings* superficiais para remover manchas e evitar rugas.
25 a 30 anos	A partir dessa fase, comece a usar cremes anti-idade; faça *peelings* superficiais; laser e luz pulsada para manchas; e preenchimento muito leve.
30 a 35 anos	Faça *peelings* para remover rugas finas; aplicação de toxina botulínica para rugas de expressão; preenchimentos (de leves a médios); laser e luz pulsada para manchas; laser para remover marcas do colo, pescoço e das mãos.
35 a 40 anos	Faça *peelings* de médios a profundos no rosto e pescoço; aplicação de toxina botulínica em intervalos menores de tempo; laser e luz pulsada para rugas e manchas; e laser para pescoço e mãos.

Idade	Tratamentos indicados para o rosto
40 a 50 anos	Faça laser ablativo e luz pulsada para rugas e manchas; toxina botulínica; e preenchimento para repor volume.
50 anos ou mais	Faça todos os procedimentos listados na faixa entre 40 e 50 anos, além de cirurgia plástica.

Idade	Tratamentos indicados para o corpo
Dos 20 aos 80 anos	Faça sempre ginástica e mantenha uma alimentação saudável.
A partir dos 20 anos	Faça laser para celulite e para depilar pelos incômodos; e ultrassom para gordura localizada.
A partir dos 30 anos	Faça radiofrequência para flacidez.
A partir dos 40 anos	Faça lipoaspiração; cirurgias para redução de pele no abdômen; e cirurgia corretiva para flacidez das mamas.

Tratamentos tópicos

Um exército à disposição dos dermatologistas

Nos tratamentos para combater o envelhecimento cutâneo, os cremes não são mais meros coadjuvantes. Eles mudam a qualidade da pele e revertem as alterações decorrentes do processo de fotoenvelhecimento. O segredo é combinar cremes com ações complementares que potencializem sua atuação. Há substâncias para combater cada problema – a exemplo de manchas, rugas e flacidez. Vale destacar que não há creme milagroso. No entanto, o uso continuado de produtos adequados promoverá excelentes resultados a longo prazo. Conheça alguns dos poderosos aliados dos especialistas:

- **Ácidos** – renovam e clareiam a pele. Estimulam a produção de colágeno e melhoram a qualidade dos vasos. O resultado é uma aparência mais jovem e bela. Bons exemplos dessas substâncias são: ácido retinoico e ácido glicólico.
- **Ácido hialurônico** – este agente antienvelhecimento é um poderoso hidratante que também ajuda na prevenção do envelhecimento. Como é uma substância presente na nossa pele, tem a capacidade de atrair e reter a água no local. Associado a outros ativos e a substâncias anti-idade, não irrita a pele e pode ser usado mais de uma vez ao dia.
- **Antioxidantes** – são produtos que têm a capacidade de neutralizar os radicais livres (que surgem no processo natural do metabolismo). Esses radicais aceleram a oxidação – que ocorre mesmo se a pessoa tiver uma vida saudável –, mas pioram com doenças e agentes como sol, cigarro, estresse e poluentes. Os antioxidantes mais potentes são: vitaminas C e E, coenzima Q-10, ácido lipoico, idebenona, flavanoides, chá verde e derivados da soja, entre outros.
- **Oligoelementos** – ácido fólico, magnésio e cálcio, entre outros, estão presentes em vários cremes e produtos anti-idade. Ajudam a potencializar o efeito de outros ativos e melhoram a oxigenação celular.
- **Enzimas** – também fazem parte do arsenal que protege a pele das marcas do tempo, principalmente a creatina – que ativa o metabolismo celular.
- **Cremes clareadores** – ácido kójico, azelaico, hidroquinona e ácido fítico são alguns dos clareadores para tratamento de manchas.
- **DMAE e outros ativos** – diaminoetanol, extrato de anis e alguns peptídeos como o argilene e matrixyl combatem a flacidez da pele.
- **Fitoterápicos** – os naturais, que são derivados da isoflavona, têm ação hormonal e promovem maior hidratação da pele.

Vale lembrar que a tendência atual é fazer a associação e a alternância de ativo. Todos os dias os produtos de limpeza devem ser usados, além dos que são destinados à hidratação e fotoproteção. À noite, o tratamento será muito específico para cada caso. Podemos associar ácidos e antioxidantes, assim como clareadores e ácidos e também produtos contra flacidez. Em relação aos cremes, é importante a manutenção do tratamento. De nada adianta aplicá-los apenas por uma semana imaginando que terão efeitos milagrosos sobre a pele.

Tratamentos eletivos

Peeling, a esfoliação que previne e trata a pele

Um dos tratamentos mais recomendados para remover manchas, rugas e até flacidez, o *peeling* químico consiste em aplicar substâncias capazes de provocar reações que vão de uma leve descamação à remoção da camada superficial da pele. Por isso, a aplicação só pode ser feita por um médico e, preferencialmente, no inverno – para que o excesso de sol não atrapalhe a recuperação.

O procedimento pode promover resultados excepcionais, principalmente nos casos de fotoenvelhecimento. É recomendado para tratar manchas, melasma, acne – evitando a formação de cravos e também melhorando as cicatrizes – e envelhecimento, pois renova as células, reduzindo a flacidez e minimizando as rugas.

Pode ser feito também no pescoço, no colo, nos braços e nas mãos, respeitando as restrições e as características de cada área do corpo. O rosto, por causa da presença dos folículos pilosebáceos, se regenera facilmente, pois tais folículos agem como unidades de reserva essenciais para a cicatrização. O acompanhamento médico é imprescindível antes e após o procedimento. Além do químico, existem o *peeling* físico, que promove lixamentos e abrasões na pele, e o *peeling* com laser (*Resurfacing*).

Os *peelings* químicos

Esses procedimentos se dividem em superficiais, médios ou profundos, dependendo da capacidade de penetração na pele e dos resultados que se deseja obter. Mas esse critério pode variar de um paciente para outro, pois um *peeling* que é superficial em uma pele grossa pode ser médio em uma fina.

Superficial – age na epiderme e não apresenta grandes problemas após sua aplicação. Pode ser realizado com as seguintes substâncias: ácido retinoico, ácido glicólico, ácido salicílico e pasta de resorcina. Em geral, é feito com intervalos que variam de uma semana a 15 dias em uma série de seis sessões. É aplicado no rosto limpo e desengordurado. O tempo de permanência da substância sobre a pele depende do tipo de produto aplicado. Peles acneicas também são tratadas com *peelings* superficiais.

Médio – provoca a destruição dos tecidos, removendo parcial ou totalmente a epiderme até atingir a derme. Mesmo assim, apresenta poucos riscos e complicações. Pode ser realizado com os seguintes ativos ou combinações entre eles: ácido tricloroacético, solução Jessner e ácido pirúvico. Logo após a aplicação, ocorre um branqueamento da pele, seguido de uma forte coloração avermelhada que, em até 48 horas, é substituída pelo escurecimento que dura uma semana. A principal indicação é para as peles fotoenvelhecidas, pois melhora rugas e sulcos de suaves a moderados, além de cicatrizes superficiais.

Profundo – agride a epiderme em toda a sua extensão e atinge a derme reticular. Podem surgir mais complicações, como hipocromias (manchas claras), hipercromias (manchas escuras) e cicatrizes. É realizado com fenol puro e combinações dessa substância com óleo de cróton, septisol e água destilada (Baker). O paciente pode ser submetido a uma sedação leve e, após limpeza, começa a aplicação da solução, que é realizada por áreas. Primeiro na testa, seguida da região ao redor dos olhos, bochechas e, por último, o queixo. O intervalo é de 20 minutos entre uma aplicação e outra. Como é um procedimento doloroso, é necessário administrar analgésicos e anti-inflamatórios durante as primeiras 12 horas após o *peeling*. É recomendado para envelhecimento severo da pele e cicatrizes de acne. O resultado é excepcional e duradouro.

Preparo da pele

Inclui hidratação, fotoproteção, eliminação de manchas preexistentes com hidroquinona e diminuição suave da camada córnea, que é conseguida com a aplicação de cremes à base de ácido retinoico. Esse ácido melhora a capacidade de cicatrização, pois aumenta a ação dos queratinócitos, provoca o aumento de vasos sanguíneos e do colágeno. Já a hidroquinona diminui a capacidade de resposta dos melanócitos, sendo essencial para evitar a hiper ou hipopigmentação pós-inflamatória. Essa complicação deve ser tratada com clareadores e filtro solar.

Todo paciente, mesmo sem histórico familiar de infecção pelo vírus do herpes, precisa ser medicado com antivirais antes dos *peelings* médios ou profundos. Esse cuidado deve se estender por até dez dias após o procedimento.

Há complicações?

A realização do *peeling* químico está sujeita a complicações que tendem a aumentar conforme sua penetração e profundidade. As principais são: eritema, hiper ou hipopigmentação, cicatriz, infecção, prurido e dor. O avermelhamento sempre ocorre no pós-operatório por causa de fatores como vasodilatação e afinamento da pele. Outro problema comum é o surgimento da cicatriz hipertrófica (um tipo de cicatriz aumentada), que deve ser tratada com infiltração de corticoides e placas de silicone.

Por isso, é tão importante fazer esse tratamento com um médico de confiança. Ele é o profissional indicado para escolher o melhor produto e a concentração adequada para tratar o seu caso. Ele também pode agir preventivamente para minimizar os efeitos colaterais. Mesmo no caso dos *peelings* superficiais é prudente avaliar a capacidade de resposta e a cicatrização da pele.

Preenchimentos corrigem rugas e sulcos

Este é um tratamento que introduz na pele (em geral, nos sulcos e rugas) uma substância compatível com seu organismo. O produto preenche o local, provocando um levantamento parcial e estimulando as fibras existentes ali. É mais indicado para quem tem rugas ao lado do nariz, marcas de expressão profundas entre as sobrancelhas, deseja aumentar os lábios, tratar o bigode chinês (aquela ruga ao redor do nariz e da boca, que lembra o bigode de um chinês), levantar a sobrancelha, o nariz e o lóbulo da orelha, além de tratar cicatrizes diversas. Hoje, os preenchedores também repõem o volume perdido por promoverem correções que, no tempo correto, evitam o desenvolvimento da flacidez.

Tipos de preenchimento

Os preenchedores podem ser permanentes, não permanentes e os que estimulam o colágeno e promovem a hidratação. Os permanentes são os mais perigosos, pois podem levar a complicações tardias. Devem ser bem indicados e realizados por médico experiente.

Seu representante principal é o polimetilmetacrilato (PMMA). Embora aprovado pela Anvisa, deve ser evitado em grandes quantidades, como na bioplastia (tipo de plástica sem cortes). Usado basicamente para aumentar algumas áreas do rosto, deve ser evitado nos lábios.

Entre os não permanentes, o ácido hialurônico é o representante maior. Essa molécula existe no organismo e tem grande capacidade de ligação com a água. Os preenchedores com ácido hialurônico são usados há muitos anos, são seguros e não provocam alergia, promovendo um resultado muito natural.

Há várias opções no mercado com esse ácido, além de diversas concentrações, densidades e reticulações (processo que permite maior duração do produto). Hoje, eles são usados para levantar a sobrancelha, tratar rugas ao redor dos olhos (os populares pés de galinha) e linhas da boca, aumentando e definindo os lábios. Há produtos com ácido hialurônico para reposição de volume tanto na maçã do rosto como na área dos olhos. Ainda entre os não permanentes, outra substância bastante usada é a hidroxiapatita de cálcio que, mesmo não sendo definitiva, permanece por um longo período.

Além dessas, há a terceira categoria: os estimulantes – que ativam a produção de colágeno e dão mais firmeza à pele, combatendo a flacidez. O mais representativo é o ácido L-polilático, indicado basicamente para pacientes acima de 40 anos.

É importante destacar que, antes de realizar qualquer preenchimento, é imprescindível conversar com o médico e avaliar com ele o tipo mais indicado para seu caso.

Preparo da pele

Não há necessidade de preparo anterior para realizar o preenchimento, que pode ser feito no consultório médico com a assepsia necessária. Para isso, é aplicada uma anestesia tópica ou semelhante à usada pelos dentistas. Em seguida, utiliza-se uma agulha especial para aplicar a substância. A técnica é feita ponto a ponto ou por retroinjeção (em um ângulo de 45 graus). A aplicação é realizada respeitando as quantidades máximas para cada tipo de produto.

Há complicações?

No pós-operatório, a pele pode ficar vermelha, inchada e com alguns hematomas. Esses efeitos dependerão da idade do paciente, da substância e da quantidade aplicada. Em até 15 dias, o aspecto geral melhora e já é possível observar o resultado final.

É importante esclarecer com o médico qual o melhor preenchedor para a sua pele. Pergunte sobre os resultados esperados, o tempo de recuperação e por quanto tempo a substância vai atuar. Também é aconselhável saber o nome do produto que será utilizado, seu potencial de alergia e a reação da pele. Não hesite em dissipar dúvidas e, principalmente, saber a origem e característica do preenchedor.

Toxina botulínica, o recurso para valorizar os traços

Atendo uma paciente muito bonita e charmosa que, há cinco anos, tem recebido aplicação de toxina botulínica sem o marido saber. Há alguns dias, ela comentou comigo que esse tipo de tratamento foi discutido em uma roda de amigos. Aí, seu marido olhou para ela e disse: "não vai inventar de fazer esse tratamento, heim?!". Aí está o segredo: a naturalidade. Foi isso que ela conseguiu ao se submeter ao procedimento para prevenir o envelhecimento, mas de uma forma que a deixou bonita.

O uso de toxina botulínica para suavizar as rugas tornou-se muito popular nos últimos anos. Essa substância é produzida por uma bactéria (a *Clostridium botulinium*, a mesma que causa o botulismo) e provoca relaxamento muscular a partir da inibição da acetilcolina, molécula que atua na passagem do impulso nervoso dos neurônios para as células musculares. Ela vem sendo usada, desde os anos de 1980, para tratamento de doenças neurológicas e oftalmológicas nas quais ocorre contração incontrolada ou exagerada da musculatura (tiques, paralisia cerebral, espasmos).

A partir de 1990, a toxina passou a ser usada também na cosmiatria para suavizar rugas de expressão. Muitos pacientes, que desconhecem o procedimento, questionam se é uma substância nociva – uma vez que utiliza uma toxina que causa o botulismo. Costumo explicar que é um tratamento seguro, pois a dose para ser tóxica precisaria ser mil vezes maior do que a usada habitualmente com fins estéticos.

Além de suavizar as rugas de expressão, a toxina também melhora o contorno facial. A aplicação da toxina botulínica é uma arte. Antes de executar esse procedimento, devemos avaliar o balanço dos músculos que puxam a face para baixo e os que levantam a expressão. Assim, podemos analisar se é melhor levantar as sobrancelhas, os olhos, o nariz e o canto da boca. Também é possível fazer um *lifting* facial com aplicações na linha da mandíbula.

A ação da toxina é localizada e provoca um relaxamento muscular que permanece por até seis meses. Após esse período, o músculo volta a se contrair normalmente. Antes de optar por esse tipo de tratamento, é importante ficar atenta a alguns detalhes:

- Desconfie de procedimentos extremamente baratos, pois a toxina botulínica é cara.
- Não faça aplicações em salões de beleza e clínicas de estética. O médico é o profissional habilitado para prescrever e realizar esse tratamento.
- Não aplique a toxina em festas ou clubes. Essa atitude é rejeitada pelos órgãos de saúde, pois é necessário um profissional capacitado e um local com assepsia para ser realizado.

Há complicações?

A ação da toxina botulínica começa em até 48 horas após o procedimento, mas os resultados surgem em, no máximo, 15 dias. O tratamento é uma opção para suavizar rugas de expressão, mas deve ser evitado em locais nos quais a musculatura tem funções fisiológicas, como na área da boca. As complicações são raras e não são definitivas.

Por isso, é muito importante que seja aplicada por um médico – profissional que conhece a anatomia humana e também as características do produto que será usado. Ele é o mais indicado para definir o local da aplicação e a forma como será feita. Em geral, o tratamento é realizado no consultório com anestesia local com cremes à base de xilocaína. A área é limpa com antissépticos e a aplicação é feita com a substância diluída em soro fisiológico com seringa e agulha de insulina. Após o procedimento, o paciente não pode deitar por quatro horas nem se exercitar por dois dias.

A dor é insignificante e geralmente não há hematomas. As rugas de expressão ficam mais suaves ou desaparecem por cinco meses, mas também pode ser que o cérebro perca o condicionamento e se "esqueça" das contrações que deram origem a essas marcas. Mesmo que a movimentação volte, o rosto permanece com ar descansado. Por isso, o uso da toxina é muito interessante para retardar o processo de envelhecimento.

Luz pulsada e laser: atuação no alvo

A luz pulsada e o laser são grandes aliados no tratamento do envelhecimento cutâneo, tatuagens, depilação e vasos das pernas etc. A palavra laser é uma abreviação de *light amplification by the stimulated emission of radition* (amplificação da luz emitida por uma radiação estimulada).

A luz emitida pelo laser atinge alvos específicos, como melanina, água e colágeno, entre outros. Por sua especificidade, pode tratar várias alterações na pele. A luz pulsada é indicada para tratamento de rosto, colo e mãos fotoenvelhecidas com manchas e vasos aparentes. Após quatro sessões, além de o clareamento ser evidente, ocorre a melhora do tônus, promovendo uma aparência mais homogênea e saudável.

No caso da depilação, por exemplo, o laser atinge a melanina que está na raiz do pelo e com aproximadamente seis sessões elimina definitivamente pelos da axila e da virilha. Vale lembrar que esses tratamentos mais agressivos precisam ser prescritos e executados por um médico, que vai preparar a pele antes de realizá-los.

Os lasers podem ter três alvos específicos: a melalina, a hemoglobina e a água. Os dois primeiros são usados, respectivamente, para tratar manchas e vasinhos no rosto e nas pernas. Já o laser que tem como foco a água se subdivide em ablativo e não ablativo.

O ablativo, como o nome diz, promove a ablação (remoção) e a coagulação, tendo como alvo a água. A pele é trocada e produz colágeno novo. Trata-se de um *peeling* profundo, feito por meio da luz. O laser pode ser de CO_2 (mais profundo) ou de Erbium (mais superficial). A pele deve ser tratada com antecedência e, após o procedimento, apresenta crostas por uma semana. Após a recuperação, as rugas desaparecem e a flacidez melhora. É excelente para peles envelhecidas, principalmente quando há rugas ao redor da boca e flacidez na área dos olhos. O resultado é duradouro. Existe um tipo de laser ablativo fracionado (e mais moderno) cuja luz se divide em feixes, promovendo um resultado sobre alvos bem específicos na pele. Os do tipo não ablativo não causam a descamação da pele e são mais usados para tratar rugas, cicatrizes e estrias.

Radiofrequência – o estimulante do colágeno

Os aparelhos de radiofrequência reduzem as marcas de envelhecimento e diminuem a flacidez da pele porque estimulam, por meio de ondas eletromagnéticas emitidas pelo aparelho, a formação de colágeno. Assim, atenuam também as rugas e as marcas de expressão. As camadas mais superficiais não são atingidas, pois a energia de radiofrequência aquece somente as mais profundas. O aquecimento promove a contração do colágeno. Com o tempo, um novo colágeno é produzido, deixando a pele mais firme. A tecnologia é usada para tratar a área dos olhos (rugas e flacidez) e o contorno facial, com resultados persistentes.

Tratamentos para o corpo

Há vários tipos de procedimentos específicos para o corpo. Dependendo do seu problema, como gordura localizada, flacidez nos seios e estrias, há uma solução.

Acabe com a gordura localizada

Ultrassom – é um aparelho que tem atuação específica sobre a gordura. Suas ondas provocam várias modificações no tecido e promovem a lipólise – que é a quebra da célula de gordura –, melhorando a circulação e diminuindo a gordura localizada. O procedimento é indolor e realizado por um fisioterapeuta, mas precisa ser indicado por um médico.

Hidrolipoclasia – nesta técnica, o objetivo é intensificar a ação do ultrassom na gordura localizada. O soro fisiológico é injetado na área a ser tratada. A onda emitida pelo ultrassom tem afinidade com a água e promove agressão mais concentrada na célula gordurosa. O tratamento é invasivo e deve ser realizado por um médico.

Lipoaspiração – bem conhecida, esta técnica cirúrgica é realizada com anestesia local e sedação. Cânulas especiais são introduzidas por meio de pequenos cortes na área afetada para sugar a gordura depositada ali. Costuma deixar hematomas, sendo necessário o uso de cinta por até 30 dias. Os resultados são excelentes, desde que seja indicada e executada por um médico.

É possível combater a celulite?

Sim, mas o segredo é combinar procedimentos...

Equipamentos de última geração – existem aparelhos de ultrassom que combinam tecnologias, como laser, radiofrequência e vacuoterapia. Há no mercado alguns como o Velashape®, o Powershape® e o Smoothshape® (mais recente), para tratar celulite. A associação potencializa a ação de cada uma dessas técnicas, obtendo resultados melhores e mais duradouros. São realizadas sessões de uma a duas vezes por semana. O tratamento deve ser indicado por um médico e realizado por um fisioterapeuta dermato-funcional. De dez a 12 sessões promovem um bom resultado final.

Cremes – a celulite ocorre por uma série de fatores. Por esse motivo, precisamos usar vários recursos para melhorar a circulação, estimular o colágeno e eliminar a gordura localizada. No caso dos cremes, embora não sejam definitivos, ajudam a melhorar o aspecto geral da pele. À base de vitaminas, liporredutores, como a cafeína, e antioxidantes, a exemplo do chá branco e do extrato de anis, esses ativos estimulam a produção de colágeno e, na forma de cremes aplicados com massagens, melhoram a circulação.

Drenagem linfática – pode ser feita manualmente ou com aparelhos. Não apresenta contraindicação nem para grávidas (a única exceção é em caso de linfoma). Pode ser feita de uma a duas vezes por semana e ser associada a outros tratamentos para celulite.

Endermologia – é uma massagem feita por aparelho específico que exerce pressão e sucção na pele. É indicada para todos os graus de celulite (exceto a celulite com flacidez). O ideal é realizar no mínimo 20 sessões. Ajuda a reduzir medidas e libera endorfina, o que aumenta a sensação de bem-estar.

Subcisão – técnica cirúrgica feita por um médico (com anestesia local), indicada somente para graus mais acentuados de celulite nos quais as depressões já estão instaladas e também para tratar estrias. São usadas agulhas especiais que rompem as fibras responsáveis pelas retrações, provocando a formação de um novo tecido. É comum ficarem marcas roxas, que desaparecem em 15 dias.

Ultrassom – como vimos, este aparelho combate a gordura localizada e também é usado para combater a celulite, pois suas ondas agridem a célula gordurosa. É comum usá-lo ainda combinado a outros procedimentos e para minimizar os hematomas pós-cirúrgicos.

Intradermoterapia – é uma técnica de administração de medicamentos na derme para corrigir as alterações da pele. A aplicação é realizada exclusivamente por um médico, que faz múltiplas picadas no local comprometido com agulhas curtas e delicadas. É usado também para tratar estrias com substâncias que estimulam a formação de colágeno, como vitamina C, silício e cobre, entre outras.

Vale lembrar que esses tratamentos podem ser realizados separadamente. Mas, no caso específico da celulite, é importante combiná-los para obter resultados mais efetivos e rápidos.

Bye, bye, estrias!

Laser – é a revolução no tratamento das estrias. Sua luz pode destruir o pigmento vermelho e interromper seu aparecimento. No caso das estrias brancas e antigas, existe um laser não ablativo (não descama a pele) e fracionado (menos agressivo), que penetra na pele e emite um calor suficiente para provocar um grande estímulo no colágeno. Dessa forma, a estria fica menos aparente ou até mesmo imperceptível.

Ácido retinoico – só pode ser receitado pelo médico e usado em concentrações entre 0,05% a 0,5% à noite para estimular a formação das fibras de colágeno, melhorando o aspecto das estrias. Pode haver irritação na pele.

Microdermoabrasão – usa pequenos cristais de óxido de alumínio, sendo indicado para casos de rejuvenescimento superficial da pele e também para clareá-la. Como é muito superficial, pode ser realizado em intervalos menores de tempo.

Dermoabrasão – consiste na esfoliação superficial da estria, com auxílio de uma lixa de diamante acoplada a um pequeno motor. Um aparelho de alta rotação lixa a camada superior da pele, removendo-a e estimulando o nascimento de uma nova. É um procedimento cirúrgico feito com anestesia local.

Peeling **superficial** – é feita uma esfoliação leve com ácidos (retinoico, glicólico e mandélico) para estimular a recuperação da pele e melhorar o aspecto geral.

Pelos? Livre-se deles para sempre

Laser – há vários tipos para retirar os pelos. Mais eficaz e definitivo, age no folículo, destruindo-o e preservando a pele. Nesse caso, o alvo é a melanina que atrai a luz para a raiz. Para atingir seu alvo, o laser atravessa as camadas mais superficiais da pele. No trajeto, pode ter afinidade com outras estruturas pigmentadas (escuras), como é o caso da melanina – proteína escura que dá cor à pele. Isso explica porque é mais difícil a depilação definitiva em pessoas de pele morena ou negra. O método é seguro e eficaz. São necessárias até quatro sessões para eliminar os pelinhos indesejáveis.

Mãos revelam segredos. Use-as a seu favor

Laser – o método mais usado é o laser ou a luz pulsada. Por causa de sua especificidade, este é o método preferido para tratar manchas, além de não ferir nem agredir profundamente a pele. A luz entra na pele e reconhece o pigmento. Ocorre um escurecimento, que torna a região mais fina. Com o passar dos dias, há uma descamação para estimular a renovação celular.

Peeling químico – também pode ser indicado para tratar o corpo, as mãos, os braços, o pescoço e o colo, respeitando-se as restrições e as características de cada local. Pode ser feito com várias substâncias, mas a mais usada é o ácido tricloroacético.

Criocirurgia – é indicado para casos específicos nos quais o laser não pode ser usado, sendo um dos preferidos no caso de manchas solares. Faz uso do nitrogênio líquido ou neve carbônica (gelo seco). Inicialmente, a lesão fica branca e depois escurece porque o tecido morre. A área tratada descama e a pele fica com o tom normal. Para manchas solares, também são usados laser e luz pulsada.

Eletrocauterização – muito usado para manchas solares, quando a lesão tem relevo. O aparelho produz uma faísca elétrica que destrói o tecido, formando uma crosta. Ao cicatrizar, a crosta sai e a pele fica normal. É usado com anestesia local.

Homens também saem em busca da estética

Rotina – os homens também devem fazer o ritual diário de limpeza, hidratação e proteção. Devem usar ácidos à noite e antioxidantes, além de filtro solar durante o dia.

Tratamentos com medicamentos – hoje há medicamentos para a calvície. Um dos mais usados é a finasterida, que mudou a história da calvície, mas deve ser prescrita por um médico. A substância evita o afinamento do fio e reverte o processo. Em geral, não há efeitos colaterais.

Implante – consiste em transferir fios da região occipital (parte posterior do crânio) para a frente e a lateral da cabeça. Para ser realizado, é necessário que haja fios suficientes na área doadora. O procedimento é realizado pelo médico especialista.

Intradermoterapia capilar – a técnica introduz medicamentos no couro cabeludo por meio de microinjeções. O objetivo é melhorar o processo de fibrose e estimular o crescimento de novos fios de cabelos.

Laser e luz – já existem estímulos por meio da luz que promovem o espessamento do fio.

Os problemas mais comuns

Pintas: a solução é a retirada

Cirurgia – o tratamento eletivo para pintas suspeitas é a cirurgia com a retirada total da lesão, que é mandada para exame. A biópsia só é feita em lesões muito grandes.

Tumores e câncer de pele – casos muito específicos

Terapia fotodinâmica – neste tratamento, um creme específico é aplicado para penetrar na pele e identificar as células tumorais (benignas ou não). As células tumorais ficam marcadas. O tratamento é indicado para quem tem muitas lesões e também para os que não podem fazer a cirurgia. Após algumas horas de contato, utiliza-se uma luz especial que atinge, pelo calor, as áreas afetadas, destruindo as células doentes.

Acne e os cuidados passo a passo

Inicialmente, o importante é tratar a inflamação com substâncias tópicas, antibióticos e isotretinoína. No caso de pacientes que têm restrição a medicações por via oral, uma alternativa é usar a terapia fotodinâmica. Se as cicatrizes forem mais profundas, não se desespere. Há procedimentos que podem ser realizados para melhorar o aspecto geral da pele.

Subcisão – como já vimos, é uma técnica cirúrgica feita por um médico (com anestesia local), indicada para tratar cicatrizes mais profundas. Agulhas especiais rompem as fibras, provocando a formação de um novo tecido. É comum ficarem marcas roxas, que desapareçam em 15 dias. Veja na ilustração abaixo um exemplo de aplicação

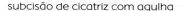

subcisão de cicatriz com agulha

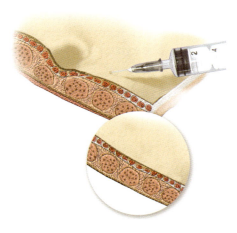

Preenchedores – atuam sobre as depressões provocadas pelas cicatrizes, minimizando-as e deixando a pele com aparência mais lisa.

Levantamento com *punch* – o *punch* é um tipo de bisturi redondo ou ovalado que serve para levantar as cicatrizes mais fundas.

Dermoabrasão e laser ablativo – para finalizar o tratamento, essas duas técnicas podem ser associadas para deixar a pele com uma aparência mais lisa porque agem sobre as reentrâncias deixadas pelas cicatrizes.

Livre-se das olheiras

Preenchedores – quando são fundas, podem ser usadas substâncias que levantam a região, melhorando o aspecto geral.

Laser e *peelings* – muito usados para clarear essa área. Já os *peelings* ajudam a promover a retirada da camada mais superficial da pele, melhorando a região.

Blefaroplastia – usada nos casos em que há excesso de pele e bolsas. Como ocorre com as mulheres, os homens também estão aderindo a esta cirurgia plástica para correção de deformidades também nas pálpebras. Geralmente, são problemas decorrentes do envelhecimento e da flacidez da pele. A cirurgia retira o excesso de pele nas pálpebras e também nas bolsas de gordura. Cinco dias depois, o paciente pode voltar às atividades normais.

Guia tira-dúvidas | Tratamentos

Como você viu, existem muitos procedimentos que envolvem diversas técnicas e substâncias que podem ser usadas no rosto, colo, pescoço, mãos e corpo. Antes de dar início a um tratamento, é importante observar alguns aspectos determinantes:

- **Escolha o profissional** – ao escolher o médico que vai executar o tratamento, é importante que conversem franca e abertamente. Uma vez definido o tratamento, esclareça todas as suas dúvidas. Pergunte sobre as reações, complicações e sobre os resultados que devem ser alcançados.
- **Tratamentos** – ao decidir, com o médico, o procedimento mais adequado para tratar a sua pele, esclareça todas as etapas posteriores e os cuidados que você deve tomar nessa fase, como evitar exposição ao sol etc. Assim, você também fica sabendo em quanto tempo voltará às atividades normais.
- **Reações** – quando conhece as reações que um procedimento pode provocar, você tem condições de avaliar se a recuperação está ocorrendo como o planejado ou se há algo errado. Por exemplo: se há ardor ou coceira quando não deveria haver e se sua pele está apresentando alergia ao tratamento.
- **Cuidado no dia a dia** – dependendo do procedimento pelo qual você passou, há cuidados que devem ser tomados, como usar protetor solar com fator 30 ou maior, evitar maquiagem se a pele está sensibilizada, ou se fizer procedimentos abrasivos jamais puxe as casquinhas e só use cremes ou pomadas indicadas por profissionais. Portanto, a lista de restrições após

o tratamento é grande. Antes da consulta, faça uma lista detalhada e não tenha vergonha de perguntar.

- **Substâncias aprovadas** – converse também com o médico para saber a origem das substâncias usadas nos tratamentos que você vai fazer. É importante usar apenas produtos certificados pela Agência Nacional de Vigilância Sanitária (Anvisa).
- **Desconfie** – de tratamentos ou substâncias muito baratas. Lembre-se de que a toxina botulínica, por exemplo, é cara. Portanto, não há milagre que permita oferecê-la a um custo baixo.
- **O que levar em conta?** – antes de escolher o profissional que vai cuidar da sua pele, certifique-se de que é uma pessoa com um bom histórico profissional. Vale pedir indicação às suas amigas e, no contato direto, perguntar sobre a experiência da pessoa em realizar os procedimentos. A confiança entre médico e paciente é fundamental para o sucesso de qualquer tratamento.

Glossário

Bê-á-bá da beleza

Aqui você vai conhecer cem expressões que fazem parte do dia a dia de quem se preocupa em ficar bem e está em sintonia com o que há de mais moderno nessa área.

Ácido hialurônico – substância produzida naturalmente pelo corpo que age como lubrificante das células, retendo a água. Sua diminuição causa ressecamento.

Ácido polilático – substância sintética, derivada do ácido lático, que estimula a produção de colágeno. Usado em preenchimentos, dá sustentação à pele.

Ácido retinoico – derivado sintético da vitamina A, provoca descamação da pele, atuando na renovação celular e na formação de novas fibras de colágeno e de elastina.

Ácidos – são compostos moleculares com pH abaixo de 7. Na cosmiatria, existem vários que são usados no preparo de *peelings* e outros procedimentos para tratar e renovar a pele.

Alantoína – substância presente nas folhas de algumas plantas como confrei e aloe vera. Acelera a renovação celular e tem poder hidratante e cicatrizante.

Alcool-free – indica produtos que não contêm álcool em sua formulação.

Alérgenos – são substâncias ou agentes capazes de causar alergia.

Alfahidroxiácido (AHA) – hidratante poderoso que melhora a troca da camada superficial da pele, pois fixa a água nas células. O AHA está presente principalmente em frutas e vegetais, entre os quais se destacam:

Alfahidroxiácido (AHA) cítrico – extraído do limão, da laranja, da goiaba, da pinha e do tomate, é indicado para clarear sardas e manchas de sol.

Alfahidroxiácido (AHA) glicólico – extraído da cana de açúcar, da uva, da pinha e da alcachofra, é usado para atenuar rugas e equilibrar a secreção sebácea, principal causa da acne, além de acelerar o processo de regeneração celular. Também auxilia o clareamento da pele, quando associado a outras substâncias.

Alfahidroxiácido (AHA) lático – obtido de plantas, como a amora e de animais, com o leite ácido. Acelera o processo natural de renovação celular e de descamação das camadas superficiais da pele.

Alfahidroxiácido (AHA) málico – originado da maçã verde, é usado para tratamento das manchas solares.

Alfahidroxiácido (AHA) mandélico – obtido da amêndoa amarga, é empregado na maioria das formulações cosméticas como regulador do pH da pele. Usado também no tratamento da acne por sua ação antisséptica.

Alfahidroxiácido (AHA) salicílico – originário do salgueiro branco, atua na pele removendo células e controlando a produção do sebo. É um potente anti-inflamatório e bactericida.

Aloe vera – planta que possui inúmeras propriedades curativas, hidratantes e nutritivas e, por isso, muito usada em produtos para a pele. É conhecida também como a planta da saúde e da beleza.

Alopecia – é a perda de cabelos em homens ou mulheres. Pode ser provocada por várias causas e tipos, como a alopecia areata e a calvície.

Alopecia androgenética – calvície de origem genética, que sofre influência dos hormônios masculinos ou andrógenos. Pode acometer homens e mulheres.

Alopecia areata – é vulgarmente conhecida como pelada e sua causa é desconhecida. Afeta homens e mulheres e provoca a queda repentina dos pelos nas áreas afetadas, sem alterar a superfície da pele.

Anágena – fase do crescimento do fio de cabelo ou pelo.

Andrógenos – hormônios masculinos responsáveis, na pele, pelo aparecimento dos pelos e da oleosidade. Estão presentes também na mulher, mas em quantidade menor.

AntiUVA e UVB – são filtros que protegem a pele dos raios UVA e UVB.

Antiandrogênico – composto que diminui ou impede o efeito do hormônio masculino no organismo.

Antifúngicos – drogas ou medicamentos que combatem fungos.

Anvisa – é a sigla para Agência Nacional de Vigilância Sanitária, órgão que faz o controle sanitário da produção e comercialização de produtos e serviços submetidos à vigilância sanitária. A agência também controla portos, aeroportos e fronteiras.

Apoptose – é um processo natural e essencial para os seres vivos, que elimina as células supérfluas ou defeituosas. Também chamado de morte celular programada ou suicídio celular.

Autoclave – aparelho muito usado na esterilização de equipamentos e utensílios por meio do calor úmido sob pressão. Nos salões de beleza, esteriliza alicates e outros itens usados por manicures e pedicures.

Autoimune – são as doenças que ocorrem quando o sistema imunológico deixa de reconhecer estruturas do próprio corpo e, no lugar de combater inimigos como vírus e bactérias, ataca células e tecidos saudáveis.

Biópsia – é a retirada de uma pequena amostra de tecido (ou células) do corpo para ser examinada em laboratório. É usada principalmente para o diagnóstico de câncer, mas também pode identificar causas de doenças inflamatórias ou infecciosas.

Blefaroplastia – cirurgia feita nas pálpebras e muito usada para rejuvenescimento facial.

Camada de ozônio – esta camada reveste a Terra, protegendo-a da radiação solar – principalmente dos raios UVA e UVB.

Ceramida – molécula natural que impede que as células percam água. Nos cabelos, é essencial à resistência do fio. Produzida sinteticamente, está presente em inúmeras formulações para recuperação dos fios e hidratação da pele.

Cisteína – é um aminoácido necessário para o organismo. No cabelo, está presente em alta concentração na queratina, sendo responsável pela flexibilidade e elasticidade do fio.

Comedão – veja item Cravo.

Cosmética – ciência que trata da higiene e da beleza física, criando produtos específicos para essa finalidade.

Cosmiatria – é a área da dermatologia que tem como foco o tratamento estético facial. Visa, basicamente, a prevenção e o tratamento do envelhecimento da pele.

Cravo – é uma pequena bolinha esbranquiçada com um ponto negro no centro, formada por substâncias gordurosas acumuladas na glândula sebácea. Localiza-se, preferencialmente, no rosto, mas aparece também nas costas e constitui uma das primeiras manifestações de acne.

Curvex – pequeno aparelho usado para curvar e alongar os cílios.

Cutícula da unha – é a pele que contorna a unha e impede a entrada de microorganismos nocivos ao corpo.

Cutícula do cabelo – o fio possui três camadas básicas: a cutícula, o córtex e a medula. A cutícula, a mais externa, é a principal estrutura do fio, sendo responsável pela força, brilho e maciez.

Descolamento distal – nas unhas, é o descolamento da sua extremidade. Pode ser causada por uma infecção por fungos, chamada onicomicose.

Distrofia – é o crescimento anormal ou irregular de uma determinada estrutura.

DMAE – ou deanol (dimetilaminoetanol) é uma substância firmadora, que existe no corpo humano (fígado, cérebro e coração), sendo facilmente encontrada em peixes como a sardinha e a anchova. É um potente antienvelhecimento que parece melhorar a flacidez. Costuma ser usado na forma de creme, gel ou loção em concentrações de 3% a 10%, podendo ser usado à noite, alternando com o ácido retinoico.

DNA – iniciais de ácido desoxirribonucleico. O DNA é uma das partes mais importantes da célula e responsável pela transmissão das características genéticas de uma geração a outra.

Dutasterida – medicamento usado para o tratamento da calvície masculina. Sua ação é similar à finasterida, pois bloqueia uma enzima que age no processo de calvície. Seu uso deve ser indicado e controlado por um médico especializado. Seu uso é *off-label*.

Escova progressiva – processo químico aplicado nos cabelos para deixar os fios mais maleáveis, reduzir volume e facilitar a escovação. Ao aplicar o produto, é necessário ficar 72 horas sem lavar a cabeça. Após esse período, a progressiva sai à medida que os fios são lavados. No caso da escova definitiva, o retoque na raiz deve ser feito conforme os fios crescem.

Espinha – é a inflamação causada pela obstrução dos poros (óstios), impedindo a saída natural das bactérias e das células mortas. Se for muito profunda, pode provocar cicatrizes difíceis de desaparecer.

Espironolactona – é um diurético que preserva o potássio do organismo. Inibe também a atuação dos hormônios masculinos, sendo empregado no combate à calvície. Requer indicação médica.

Finasterida – é um dos medicamentos mais usados para o tratamento da calvície, mas deve ser receitado e controlado por um médico especializado.

Foliculite – é a infecção do folículo piloso. Pode ocorrer em razão do entupimento ocasionado por depilação ou por raspar o local com lâmina. Seu tratamento deve ser conduzido por um médico.

Folículo capilar – bolsa na epiderme na qual está a raiz de cada fio de cabelo.

Folículo piloso – é a estrutura que rodeia a raiz de um pelo. Muitas vezes, tem como anexo uma glândula sebácea (veja item Folículo pilo-sebáceo).

Folículo pilo-sebáceo – orifício onde nascem o pelo e o sebo natural, que protege a pele.

Fotoenvelhecimento – envelhecimento da pele causado principalmente pela radiação solar.

Herpes – é uma doença causada por vírus, que afeta principalmente a mucosa da boca ou região genital.

Hiperidrose – é a produção excessiva de suor. Ocorre mais frequentemente nas axilas, palma das mãos, planta dos pés e áreas próximas aos genitais.

Hipoalergênico – produto que utiliza substâncias que não provocam alergias.

Hirsutismo – é a presença na mulher de pelos grossos em locais como acima dos lábios (buço), em torno dos mamilos, abaixo do queixo e no rosto (área onde seria a barba, por exemplo).

Hormônios androgênicos – são os hormônios masculinos.

Injeção de gordura (lipoescultura) – é empregada para tratar rugas profundas ou flacidez até nas mãos. É retirada gordura do corpo do paciente (abdômen, costas, nádegas) para injetar nos locais com rugas, evitando rejeição. Como a gordura também pode ser reabsorvida alguns meses depois pelo organismo, são necessárias novas aplicações.

Injeções de colágeno – desde 1975, o colágeno tem sido usado em medicina estética para rejuvenescimento facial. Apresenta excelentes resultados estéticos, com simplicidade de aplicação, mas alguns meses após as sessões a substância pode ser reabsorvida pelo organismo, exigindo mais sessões. No Brasil, há uma forte tendência em usar o ácido hialurônico no lugar do colágeno.

Isoflavonas – são substâncias presentes principalmente na soja e nos seus derivados, conhecidas como fitoestrógenos porque apresentam semelhanças com os hormônios femininos estrogênicos. As isoflavonas combatem o processo natural do envelhecimento, melhoram o tônus e a hidratação da pele – compensando os danos decorrentes da diminuição dos hormônios femininos na menopausa.

Isotretinoína – droga derivada da vitamina A (veja item *Ácido retinoico*), muito usada no tratamento da acne. Sua ação se concentra nas glândulas sebáceas, evitando a obstrução do folículo piloso para reduzir a inflamação. É contraindicada na gravidez e seu uso deve ser acompanhado por um médico.

Lactato de amônia – sal orgânico que atua diretamente na superfície da pele, aumentando a sua capacidade de reter água. É um poderoso hidratante.

Laser – palavra de origem inglesa que significa *Ligth Amplification by the Stimulated Emission of Radiation*, ou seja, ampliação de luz por meio da emissão estimulada de radiações. O que diferencia o laser de outros tratamentos de pele é que ele tem a possibilidade de ser específico; ou seja, atinge apenas a área a ser tratada, não agredindo os tecidos ao redor. Esse processo faz que a luz seja atraída por uma cor específica.

Leito da unha – área da pele na qual a unha está presa.

Libido – o mesmo que desejo sexual.

Lipossomos – são substâncias muito importantes na cosmética moderna, pois servem para transportar e liberar ativos na pele, permitindo maior penetração. Os lipossomos têm efeito de hidratação e reestruturação sobre as camadas superficiais da pele.

Macronutrientes – grupos de nutrientes essenciais à saúde e ao equilíbrio do corpo.

Madeixas – fios de cabelo ou mechas.

Manto hidrolipídico – é a camada protetora da pele, que funciona como um hidratante natural, prevenindo seu ressecamento e protegendo-a das agressões externas. O manto se forma a partir da mistura do suor, produzido pelas glândulas sudoríparas, e do sebo ou gordura, formado pelas glândulas sebáceas.

Melanócitos – são células que produzem e distribuem a melanina (pigmento que dá cor ao cabelo, olhos e pele) para as células da epiderme.

Mesoterapia capilar – é uma técnica que introduz medicamentos no couro cabeludo por meio de injeções. O objetivo é estimular o crescimento de novos fios de cabelos. A técnica, criada na França, chegou ao Brasil em 1984 e desde então tem sido usada com bons resultados para tratar a calvície masculina e feminina.

Metrossexual – termo criado em 1994 pelo escritor inglês Mark Simpson em um artigo para o jornal inglês *The Independent*. Foi usado para definir o homem extremamente vaidoso e com qualquer orientação sexual – seja gay, bissexual ou heterossexual.

Não comedogênico – que não obstrui os poros, evitando a formação de comedões e acne. O termo aparece em vários produtos para a pele. Os produtos comedogênicos, ao contrário, estimulam a obstrução.

Off-label – é o uso de um medicamento ou droga para tratar um problema para o qual não foi originariamente desenvolvido.

Oil-free – produtos que não contêm substâncias oleosas em sua formulação.

Olho de peixe – nome popular das verrugas que surgem na planta dos pés e crescem para dentro da pele. O nome vem do fato de formar um ponto escuro central, cercado de pele espessa, dando a impressão de um olho. Podem doer em razão da compressão local. São causadas por um vírus do tipo HPV que não é sexualmente transmissível e associado ao contato direto entre as pessoas ou em locais úmidos, que servem como via de infecção, como banheiros de clubes e academias.

Oligoelementos – substâncias que devem existir no corpo em pequenas quantidades, mas que são responsáveis por várias reações químicas do organismo, como cálcio, zinco e magnésio.

Óstios – pequenos orifícios da pele, conhecidos como poros, que são a saída do folículo pilo-sebáceo.

Paba *free* – são produtos que não contêm a substância Paba (ácido paraaminobenzoico) que, em geral, causa alergias. O Paba é um dos componentes do ácido fólico e tem função antioxidante. Ajuda também a proteger a pele das queimaduras do sol. No entanto, pode causar alergia em peles sensíveis.

Paroníquia – inflamação crônica que aparece ao redor do dedo (na dobra unguenal). Comum nas pessoas que têm as mãos constantemente expostas à água e a produtos de limpeza. Caracteriza-se pela presença de edema, vermelhidão, dor e secreção.

Peeling – nome dado ao procedimento que provoca a descamação da pele por meio de agentes externos, deixando-a mais lisa e sem imperfeições. O termo vem do verbo *to peel* que, em inglês, significa descascar. Existem *peelings* químicos e cirúrgicos que usam aparelhos mecânicos (dermoabrasão) ou laser.

Peeling a laser – procedimento cirúrgico em que a descamação e renovação da pele é realizada com aplicação do laser (veja item *Laser*).

Peeling mecânico – também conhecido como dermoabrasão. É um procedimento cirúrgico realizado por um dermatologista, que lixa a pele com um instrumento abrasivo rotatório.

Peeling químico – quando a descamação da pele é provocada por uma substância química, como os ácidos glicólico e retinoico, entre outros.

Prega ungueal – pele mais dura que fica entre a unha e o dedo, conhecida como cutícula (veja item *Cutícula*).

Progesterona – hormônio feminino responsável pelo ciclo ovariano e pela gravidez.

Psoríase – doença inflamatória da pele, benigna e crônica. Afeta aproximadamente 2% da população mundial e faz surgir na pele placas avermelhadas ou escamas em locais como a cabeça, os cotovelos e joelhos.

Queratina – substância natural, rica em enxofre, presente na camada externa da epiderme, dos cabelos, das unhas e do tecido córneo.

Queratinócitos – são células cuja função é produzir queratina, proteína fibrosa que faz, por exemplo, da epiderme a capa protetora do organismo.

Radicais livres – partículas de oxigênio livre que se combinam com as células, danificando-as e provocando o envelhecimento precoce. Os radicais livres são gerados pelo estresse, sol, agentes externos como o fumo e o álcool.

Raffermine – é outro firmador, extraído da soja. Fortalece a estrutura molecular da derme, aumentando a firmeza, a elasticidade e a tonicidade. É indicado para peles flácidas, enrugadas e envelhecidas. Costuma ser usado em cremes e produtos que combatem o envelhecimento.

Roacutan® (isotretinoína) – medicamento muito conhecido para combater a acne, mas pode ser usado para rejuvenescimento. Deve ser prescrito por um médico e seu uso deve ser acompanhado, principalmente no caso de mulheres com tendência à calvície e as que estão em período fértil e querem engravidar, pois há estudos que provam que substâncias presentes nesta droga podem causar anomalias no feto.

Sebo – gordura natural da pele, produzida pelas glândulas sebáceas.

Sorbitol – substância produzida a partir de frutas como maçã e a ameixa e que na dermatologia tem poder de manter o equilíbrio e a umidade da pele.

Telógena – é a fase de repouso e de eliminação do fio de cabelo.

Tensine – extraído do trigo, é um agente que estimula a firmeza da pele. Possui propriedades hidratantes e é utilizado em compostos para obter o chamado "efeito Cinderela"; ou seja, quando usado em altas concentrações promove o rápido estiramento da pele.

Tratamento sistêmico – é o que envolve o organismo como um todo ou em grande parte.

Tretinoína – veja item *Ácido retinoico*.

Ureia – substância produzida pelo organismo e que existe na camada mais externa da cútis. Produtos com essa substância têm ação hidratante e cicatrizante, pois estimulam a regeneração celular.

Vitiligo – doença não contagiosa que leva à despigmentação da pele. Embora não se saiba ainda o que a desencadeia, acredita-se que esta seja uma doença autoimune que surge também a partir do estresse, de problemas emocionais e ansiedade.

Impressão e Acabamento

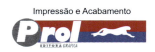